絶対出る！
柔道整復師国家試験 重要問題
柔道整復学
上肢・体幹編

小林 直行 監修
西川　彰 ほか著

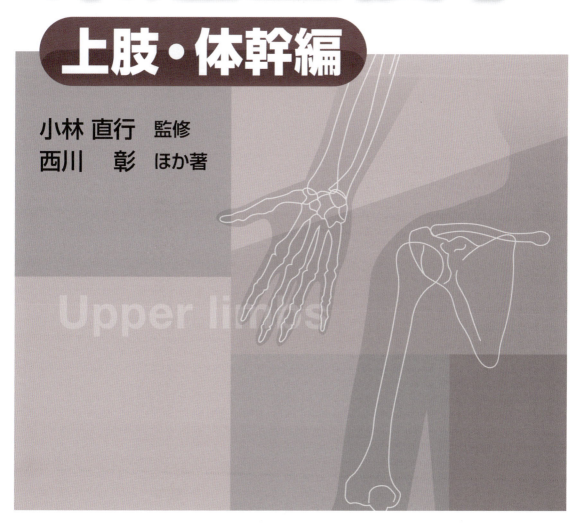

医歯薬出版株式会社

監修・執筆一覧

【監修】

小林　直行（柏レイソル）

【執筆】

西川　彰（上武大学ビジネス情報学部講師）
伊藤　新（上武大学ビジネス情報学部講師）
古山　喜一（環太平洋大学体育学部准教授）
三瀬　貴生（環太平洋大学体育学部講師）
西川　晃子（上武大学ビジネス情報学部非常勤講師）

This book was originally published in Japanese under the title of :

ZETTAI DERU! JUDOSEIFUKUSHI KOKKASHIKEN
JUYOMONDAI JUDOSEIFUKUGAKU
JOSHI TAIKAN-HEN

(Important matters: National Examination for
Judo Healing Practitioners
The upper limbs and trunk)

Editor :
KOBAYASHI, Naoyuki
　Kashiwa Reysol

© 2018　1st ed.

ISHIYAKU PUBLISHERS, INC.
　7-10, Honkomagome 1 chome, Bunkyo-ku,
　Tokyo 113-8612, Japan

序文

　本書は，柔道整復師国家試験を受験する学生を対象に，柔道整復学における「上肢」と「頭部・体幹」の領域を骨損傷（骨折），関節損傷（捻挫や脱臼），軟部組織損傷に区分してまとめた国家試験対策教本です．本書の最大の特徴としては，国家試験の受験に必要な柔道整復学の重要ポイントを示すことに加え，国家試験での出題が予想される問題を多数併記している点が挙げられます．

　見開きの左ページにはこれまでに出題された国家試験問題を分析したうえで，今後出題が予想される問題をすべてオリジナルで作成しました．これまでの出題傾向の強い項目だけでなく，あまり出題されてこなかった項目についても網羅していますので，今後の国家試験に十分に対応できるだけの問題数となっています．また，二段組みの右半分では解答と解説を赤字で示していますので，赤色シートを用いることで繰り返し問題に取り組むことも可能となっています．

　見開きの右ページには重要ポイントを発生機序，分類，症状，治療法，合併症などの項目ごとにキーワードを示したうえで簡明に記述しています．さらに，表や図（イラスト，X線写真など）を多用することで，より一層理解を深められるようにも工夫しています．また，本書の内容は全国柔道整復学校協会監修の『柔道整復学・理論編　改訂第6版』および『柔道整復学・実技編　改訂第2版』（いずれも南江堂刊）を参考にしていますが，それらの書籍に記載されていなくても今後の国家試験に出題される可能性のある内容については「重要ポイント＋（プラス）」として追記しましたので，ぜひ活用してください．

　近年の柔道整復師国家試験における柔道整復学分野からの出題は多様化と複雑化の傾向を示しています．これまでの過去問題に偏重した国家試験対策では対応ができない問題も出題されるようになっています．今後この傾向はますます進むものと思われます．国家試験のためだけの学習ではなく，本来学んでおかなければならない卒前教育としての柔道整復学の知識を本書で確認すると同時に，国家試験に対応できる"解答力"も培ってください．

　最後に，小林直行先生にはこれまでも柔道整復師として，また大学教員として数多くのご指導を賜って参りました．本書においても監修の労をお取りいただき誠にありがとうございました．執筆者を代表して厚く御礼申し上げます．また，本書の企画から上梓までご尽力いただきました医歯薬出版株式会社第一出版部の近藤信幸氏に謹んで感謝の意を表します．

2018年9月吉日

西川　彰

柔整国試重要問題 柔道整復学
上肢・体幹編
目　次

I 骨　折

1 頭部・顔面の骨折 ……… 2
(1) 頭蓋骨骨折 ……… 3
(2) 顔面骨折 ……… 5
1) 眼窩底破裂骨折（眼窩底吹き抜け骨折） ● 5
2) 上顎骨骨折 ● 5
3) 頬骨および頬骨弓骨折 ● 7
4) 鼻骨・鼻軟骨骨折 ● 7
5) 下顎骨骨折 ● 7

2 脊椎の骨折 ……… 8
(1) 頸椎骨折 ……… 9
1) 環椎破裂型骨折・ジェファーソン（Jefferson）骨折 ● 9
2) 軸椎歯突起骨折 ● 9
3) 軸椎関節突起間骨折・ハングマン（hangman's）骨折 ● 11
4) 椎体楔状圧迫骨折 ● 11
5) ティアドロップ（tear drop）骨折 ● 11
6) 頸椎棘突起骨折 ● 13
7) 椎体破裂骨折 ● 13
(2) 胸椎骨折・腰椎骨折 ……… 15
1) 胸椎椎体圧迫骨折および胸腰椎移行部椎体圧迫骨折 ● 15
2) チャンス（Chance）骨折 ● 17
3) 腰椎肋骨突起骨折 ● 17
4) 椎体破裂骨折 ● 17

3 胸郭の骨折 ……… 18
(1) 胸骨骨折 ……… 19
(2) 肋骨骨折・肋軟骨骨折 ……… 21
臨床実地問題（1）● 23

4 上肢帯の骨折 ……… 24
(1) 鎖骨骨折 ……… 25
(2) 肩甲骨骨折 ……… 31

5 上肢の骨折 ……… 32
(1) 上腕骨近位端部骨折 ……… 33
1) 上腕骨骨頭骨折，上腕骨解剖頸骨折 ● 33
2) 上腕骨外科頸骨折 ● 33
3) 上腕骨大結節骨折，上腕骨小結節骨折 ● 37
(2) 上腕骨骨幹部骨折 ……… 39
(3) 上腕骨遠位端部骨折 ……… 43
1) 上腕骨顆上骨折 ● 43
2) 上腕骨外顆骨折 ● 47
3) 上腕骨内側上顆骨折 ● 49
(4) 前腕骨近位端部骨折 ……… 53
1) 尺骨肘頭骨折 ● 53
2) 橈骨近位端部骨折 ● 55
3) 肘部の複合損傷 ● 57
(5) 前腕骨骨幹部骨折 ……… 59
1) 橈骨骨幹部単独骨折 ● 59
2) 前腕両骨骨幹部骨折 ● 61
3) モンテギア（Monteggia）脱臼骨折 ● 65
4) ガレアジ（Galeazzi）脱臼骨折 ● 67
(6) 前腕骨遠位端部骨折 ……… 69
1) コーレス（Colles）骨折，スミス（Smith）骨折 ● 69
2) その他の橈骨遠位端部骨折 ● 75
(7) 手根部骨折 ……… 77
1) 舟状骨骨折 ● 77
2) その他の手根骨骨折 ● 81
(8) 中手部骨折 ……… 83
1) 中手骨頸部骨折 ● 83
2) 中手骨骨幹部骨折 ● 85
3) 中手骨基部骨折 ● 87
4) 中手骨骨頭骨折 ● 87
(9) 手指部骨折 ……… 89
1) 基節骨骨折 ● 89
2) 中節骨骨折 ● 90
3) 末節骨骨折 ● 93
臨床実地問題（2）● 94

II 脱臼

1 頭部・脊椎の脱臼 …… 100
(1) 顎関節脱臼 …… 101
1) 顎関節前方脱臼 ● 101

2 上肢の脱臼 …… 102
(1) 肩部の脱臼 …… 103
1) 胸鎖関節脱臼 ● 103
2) 肩鎖関節脱臼 ● 105
3) 肩関節脱臼 ● 107

(2) 肘部の脱臼 …… 113
1) 肘関節脱臼 ● 113
2) 肘内障 ● 115

(3) 手部・手指部の脱臼 …… 117
1) 手関節脱臼 ● 117
2) 手根骨脱臼 ● 117
3) 手指部の脱臼 ● 119

臨床実地問題（3）● 122

III 軟部組織損傷

1 頭部・脊椎の軟部組織損傷 …… 126
(1) 顎関節症 …… 127
(2) 頸部の軟部組織損傷 …… 129
1) 寝違え ● 129
2) むちうち損傷 ● 129
3) 胸郭出口症候群 ● 131
4) 外傷性腕神経叢損傷 ● 133

(3) 腰部の軟部組織損傷 …… 135
1) 腰椎椎間板ヘルニア ● 135

2 上肢の軟部組織損傷 …… 136
(1) 肩部の軟部組織損傷 …… 137
1) 腱板損傷 ● 137
2) 上腕二頭筋長頭腱損傷 ● 141
3) 肩峰下インピンジメント症候群 ● 143
4) その他の肩部の疾患 ● 145

(2) 肘部の軟部組織損傷 …… 149
1) 野球肘 ● 149
2) 肘内側側副靱帯損傷 ● 151
3) 離断性骨軟骨炎 ● 151
4) 上腕骨外側上顆炎 ● 153
5) その他の肘部の疾患 ● 155

(3) 手部・手指部の軟部組織損傷 …… 157
1) 三角線維軟骨複合体（TFCC）損傷 ● 157
2) 母指MP関節尺側側副靱帯損傷 ● 159
3) 狭窄性腱鞘炎 ● 161
4) 手関節および手指部に変形を及ぼすその他の疾患 ● 163

(4) 上肢の末梢神経絞扼障害 …… 167
1) 肩部の末梢神経絞扼障害 ● 167
2) 肘部の末梢神経絞扼障害 ● 169
3) 手部の末梢神経絞扼障害 ● 173

臨床実地問題（4）● 176

索　引 …… 181

I 骨折

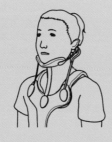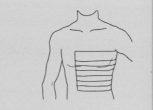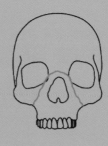

1 頭部・顔面の骨折

(1) 頭蓋骨骨折

ポイント● 発生機序・分類

予想問題 1-1 □□□

頭蓋骨骨折で正しいのはどれか．
1. 中頭蓋底骨折は側頭骨乳様突起部の骨折が多い．
2. 頭蓋冠骨折は介達外力による受傷が多い．
3. 小児の頭蓋冠骨折は陥凹骨折が多い．
4. 頭蓋底骨折は直達外力による受傷が多い．

1. 中頭蓋底骨折のほとんどが蝶形骨，側頭骨，後頭骨が連結する破裂孔部の骨折である．
2. 頭蓋冠骨折は，高所からの転落や硬質物の直撃などの直達外力によって発生することが多い．
3. 頭蓋冠骨折，頭蓋底骨折ともに亀裂骨折になることが多く，小児の頭蓋冠骨折は陥凹骨折，成人は陥没骨折になることが多い．
4. 頭蓋底骨折は，高所より転落し，足底および殿部をついた際の外力が頭蓋底まで及び骨折する介達外力が多い．

【解答】3

ポイント● 症　状

予想問題 1-2 □□□

頭蓋底骨折で正しいのはどれか．
1. 前頭蓋底骨折ではバトル徴候（Battle's sign）が認められる．
2. 側頭骨錐体部骨折では顔面神経麻痺がみられる．
3. 中頭蓋底骨折ではブラックアイ（black eye）になることがある．
4. 前頭蓋底骨折では髄液耳漏が出現する．

1. 前頭蓋底骨折の特徴的な症状としてブラックアイが出現する．眼窩周囲に出現する皮下出血斑からパンダ眼とも呼ばれる．
2. 顔面神経は側頭骨錐体部にある顔面神経管を走行しているため，この部位で骨折が生じると顔面神経麻痺になる可能性が高い．
3. 中頭蓋底骨折では耳介部や乳様突起部にみられる皮下出血斑をバトル徴候と呼ぶ．
4. 前頭蓋底骨折では髄液鼻漏や鼻出血がみられる．

【解答】2

予想問題 1-3 □□□

頭蓋冠骨折で正しいのはどれか．2つ選べ．
1. 脳振盪を合併することがある．
2. 単純X線診断は困難である．
3. 成人の骨折は陥凹骨折が多い．
4. 急性硬膜外血腫に注意する．

1. 頭蓋冠骨折は直達外力で発生することが多いため，頭部に加わる外力によって脳が揺さぶられ，脳振盪を合併することがある．
2. 単純X線診断は，頭蓋冠骨折では判断できるが，頭蓋底骨折は困難である．
3. 成人の頭蓋冠骨折は，陥没骨折になることが多い．一方，陥凹骨折は不全骨折で小児に多い．
4. 骨折により頭蓋骨と硬膜の間にある中硬膜動脈の損傷で急性硬膜外血腫が発生することがある．

【解答】1・4

重要ポイント

（1）頭蓋骨骨折

特徴
- 頭蓋骨骨折は最大脳頭蓋線を境に上は頭蓋冠骨折，下は頭蓋底骨折に分類される（図Ⅰ-1-1）．

発生機序・分類

亀裂骨折，頭蓋冠骨折（直達外力，成人：陥没骨折，小児：陥凹骨折），頭蓋底骨折（介達外力，側頭骨錐体部骨折）．

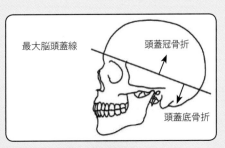

図Ⅰ-1-1　頭蓋骨骨折の分類
眉間と外後頭隆起を結ぶ最大脳頭蓋線の上下で頭蓋冠骨折と頭蓋底骨折に分類する．

表Ⅰ-1-1　頭蓋冠骨折と頭蓋底骨折の相違

	頭蓋冠骨折	頭蓋底骨折
発生機序	● 直達外力が多い． ● 高所からの転落，硬質物の直撃などで発生する．	● 介達外力が多い． ● 高所より転落し，足底や殿部をついた際に頭蓋底が突き上げられ発生する．
単純X線診断	容易	困難
骨折型・分類	● 亀裂骨折（線状骨折）が多い． ● 成人：陥没骨折（完全骨折） 　小児：陥凹骨折（不全骨折），縫合離開	● 亀裂骨折が多い． ● 前頭蓋底・中頭蓋底・後頭蓋底に分類され，中頭蓋底骨折の蝶形骨，側頭骨，後頭骨が連結する破裂孔部の骨折が多い．

頭蓋冠骨折の症状
- 小児は頭蓋骨が軟らかく陥凹骨折（不全骨折）になることが多いため，中枢神経損傷の発生は少ない．
- 頭頂部，側頭部の骨折は，急性硬膜外血腫に伴う意識障害や瞳孔不同に注意する．

頭蓋底骨折の症状

前頭蓋底骨折（ブラックアイ），中頭蓋底骨折（バトル徴候）．

- 脳神経損傷に注意する．
- 前頭蓋底骨折：ブラックアイ（black eye）（図Ⅰ-1-2 a），髄液鼻漏，鼻出血
- 中頭蓋底骨折：バトル徴候（Battle's sign）（図Ⅰ-1-2 b），髄液耳漏，耳出血．錐体部骨折では顔面神経麻痺
- 後頭蓋底骨折：舌咽神経や迷走神経障害による口蓋垂の健側偏位，舌下神経障害による舌の患側偏位

応急処置
- 絶対安静を基本とし，頭部を高位で固定，冷却し，専門医に委ねる．

合併症
- 脳神経損傷：嗅神経（Ⅰ），視神経（Ⅱ），顔面神経（Ⅶ），内耳神経（Ⅷ）
- 急性硬膜外血腫，急性硬膜下血腫，脳挫傷，脳振盪
- 脳圧迫症
- 頭蓋内出血

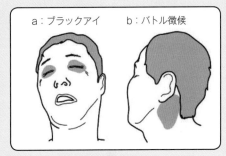

図Ⅰ-1-2　頭蓋底骨折の症状
ブラックアイは前頭蓋底骨折，バトル徴候は中頭蓋底骨折でみられる．

(2) 顔面骨折

1）眼窩底破裂骨折（眼窩底吹き抜け骨折）
ポイント● 発生機序・分類

予想問題 1-4 □□□
眼窩底吹き抜け骨折で誤っているのはどれか．
1. 上直筋の機能障害が起き上転障害が生じる．
2. 患側の眼球が陥没する．
3. 直達外力による受傷が多い．
4. 眼窩下麻痺が起きることがある．

眼窩底吹き抜け骨折は，ボールが眼球に当たったり，パンチやキックなど，打撃を中心とした格闘技などで発生することが多い．眼球は直達外力を受け，その外力は眼窩内の脆弱部位である眼窩の下壁（眼窩底）や内側に波及し骨折する．骨折端に下直筋が挟まると上転障害が起き，複視などの症状も発生する．また，眼窩底には，三叉神経の第2枝である眼窩下神経が走行しており，骨折によりこの神経が圧迫を受けると，頬から上口唇にしびれを感じることがある．

【解答】1

2）上顎骨骨折
ポイント● 分類・症状

予想問題 1-5 □□□
上顎骨骨折で逆行性感染の危険性がみられるのはどれか．2つ選べ．
1. ルフォール（LeFort）Ⅰ型
2. ルフォールⅡ型
3. ルフォールⅢ型
4. 上顎骨矢状骨折

ルフォール分類Ⅱ・Ⅲ型は，鼻骨や篩骨の骨折を合併し，髄液鼻漏を起こしやすい．髄液鼻漏は，副鼻腔と頭蓋内の交通を意味しており，鼻腔などから細菌が逆行し頭蓋内に進入し感染を引き起こすことがある．したがって，ルフォール分類のⅡ・Ⅲ型に逆行性感染が発生しやすい．

【解答】2・3

予想問題 1-6 □□□
上顎骨骨折で正しいのはどれか．
1. 介達外力による受傷が多い．
2. 頭蓋骨の骨折を合併することが多い．
3. 上顎歯牙を動かすと異常可動性がみられる．
4. ルフォール分類Ⅱ型は上顎骨の骨折だけである．

1. 交通事故などによる直達外力で骨折が発生するのがほとんどである．
2. 上顎骨骨折は鼻骨や篩骨の骨折を合併することがある．
3. 上顎骨には歯が釘植しており，上顎骨の骨折が生じ上顎歯牙をつまみ動かすと顎の動揺性が認められる．
4. 上顎骨のみに骨折がみられるのはルフォール分類Ⅰ型である．

【解答】3

重要ポイント＋　脳振盪

　脳振盪とは，頭部に加わる外力によって起こる意識障害などを中心とした一過性の脳機能障害である．アメリカンフットボールや柔道などのコンタクトスポーツに好発する．めまいや頭痛，嘔吐，意識障害などの症状がみられるが，完全にその症状がなくならない，もしくはその直後に練習や試合に出て，二度目の外力を頭部に受け，重篤な症状に陥るものをセカンドインパクト症候群と呼んでいる．そのため，脳振盪が発生した場合は，各競技で定められた対処法で復帰可能か慎重に判断する必要がある．

重要ポイント

（2）顔面骨折

1）眼窩底破裂骨折（眼窩底吹き抜け骨折）

発生機序
- 眼球にボールやパンチなどの直達外力を受け，眼窩内の圧力が眼窩底におよび骨折を起こす（図Ⅰ-1-3）．

症状・合併症
- 患側の眼球が陥没し，眼窩内の出血や浮腫による瞼の腫脹によって眼裂が狭小化する．
- 下直筋が骨折に挟み込まれると眼球の上転障害が起こり，複視や視野障害が発生する（図Ⅰ-1-3）．
- 眼窩下神経麻痺により頬から上口唇にしびれを感じる（図Ⅰ-1-4）．
- 脳振盪，脳挫傷，眼窩下神経障害，視神経障害

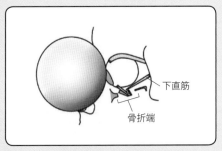

図Ⅰ-1-3　頭蓋底破裂骨折の発生機序と症状
ボールなどが眼球に直撃し発生する．下直筋が骨折端に挟まれると眼球の上転障害が発生する．

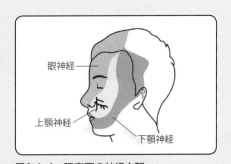

図Ⅰ-1-4　眼窩下の神経支配
眼窩下神経は三叉神経の第2枝である上顎神経からの枝である．頬から上口唇にしびれを感じる．

2）上顎骨骨折

表Ⅰ-1-2　ルフォール（LeFort）分類の特徴

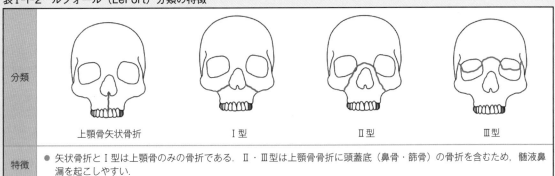

分類	上顎骨矢状骨折	Ⅰ型	Ⅱ型	Ⅲ型
特徴	矢状骨折とⅠ型は上顎骨のみの骨折である．Ⅱ・Ⅲ型は上顎骨骨折に頭蓋底（鼻骨・篩骨）の骨折を含むため，髄液鼻漏を起こしやすい．			

発生機序
- 直達外力による受傷がほとんどである．

症状・合併症
- 上顎歯牙を把持し動かすと異常可動性がみられる．
- Ⅱ・Ⅲ型では骨片の転位による顔貌の変化を認め，鼻骨・篩骨骨折を合併すると髄液鼻漏を生じやすい．
- 逆行性感染のリスクがある（Ⅱ・Ⅲ型）．
- 咀嚼障害，咬合不全がみられ，言語障害や顎運動障害を伴う．
- 脳振盪，脳挫傷，眼窩下神経障害，視神経障害，気道閉塞

(2) 顔面骨折

3) 頰骨および頰骨弓骨折
ポイント● 分類・症状

予想問題 1-7 □□□

頰骨および頰骨弓骨折で誤っているのはどれか．

1. 頰骨体部骨折では骨片が内下方へ転位する．
2. 頰骨体部骨折は頰骨前頭縫合部，頰骨弓，上顎頰骨縫合部の3カ所で骨折する．
3. 頰骨弓単独骨折では咬筋が圧迫されて開口障害を伴う．
4. 頰骨弓単独骨折はV字型に陥没することが多い．

1. 頰骨体部骨折は咬筋の作用で骨片は内下方へ転位する．
2. 頰骨前頭縫合部，頰骨弓，上顎頰骨縫合部の3カ所で骨折する．頰骨体部骨折はトライポッド・フラクチャー（tripod fracture）と呼ばれる．
3. 頰骨弓単独骨折では患部は陥没するため，骨折部の内側にある側頭筋が圧迫を受け，開口障害を起こす．
4. 頰骨弓単独骨折は3カ所で骨折を起こし，V字型に陥没することが多い．

【解答】3

4) 鼻骨・鼻軟骨骨折
ポイント● 分類・発生機序・症状

予想問題 1-8 □□□

鼻骨・鼻軟骨骨折で誤っているのはどれか．

1. 皮下出血は眼窩部に認められる．
2. 鞍鼻型が多い．
3. 直達外力で受傷することが多い．
4. 時間が経過すると腫脹の増大とともに変形や骨折を認めにくい．

鼻骨・鼻軟骨骨折は直達外力による受傷が多い．外力を受ける方向により鞍鼻型と斜鼻型に分類され，後者のほうが圧倒的に多い．鼻出血はほぼ必発し，皮下出血は眼窩部に認められる．変形が著明な場合の外観は，鼻稜部の彎曲や平鼻がみられ，醜形を呈する．しかし，時間が経過した症例では腫脹が増大し，骨折や変形の有無がわからないこともある．

【解答】2

5) 下顎骨骨折
ポイント● 分類

予想問題 1-9 □□□

下顎骨骨体部骨折でないのはどれか．

1. 筋突起部骨折
2. オトガイ孔部骨折
3. 正中部骨折
4. 下顎角部骨折

骨体部骨折は，正中部骨折，オトガイ孔部骨折（犬歯部骨折），大臼歯部骨折，下顎角部骨折である．筋突起部骨折は下顎枝部骨折で，ほかに関節突起頸部骨折がある．

【解答】1

重要ポイント

（2）顔面骨折

3）頬骨および頬骨弓骨折（図Ⅰ-1-5）

分類・発生機序
- 頬骨弓単独骨折：骨折が3カ所に認められ，V字型に陥没することが多い（図Ⅰ-1-6 a）．
- 頬骨体部骨折：頬骨前頭縫合部，頬骨弓，上顎頬骨縫合部の3カ所で骨折する（tripod fracture）（図Ⅰ-1-6 b）．
- 強打や衝突などの直達外力で発生する．

症　状
- 患部の高度な腫脹と皮下出血斑を呈する．
- 頬骨体部骨折では咬筋の作用で内下方へ骨片転位し，顔貌の変化が認められる．
- 頬骨弓単独骨折では側頭筋が圧迫されて開口障害を伴う．
- 眼窩が拡大し眼球が陥没するため，複視，視野障害を合併する．

合併症
- 脳振盪，脳挫傷，眼窩下神経障害，視神経障害

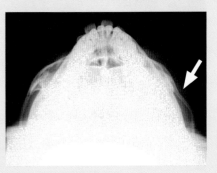

図Ⅰ-1-5　頬骨弓骨折
V字型に陥没している．

4）鼻骨骨折・鼻軟骨骨折

分類・発生機序
- 打撲や衝突などの直達外力で発生することが多い．
- 鞍鼻型：正面からの外力により発生する（図Ⅰ-1-7 a）．
- 斜鼻型：斜めからの外力により発生する．発生頻度が高い（図Ⅰ-1-7 b）．

症　状
- 鼻稜部が彎曲もしくは平鼻となり醜形を呈する．
- 鼻出血がみられ，皮下出血斑は眼窩部にみられる．
- 時間の経過で腫脹が増大すると変形や骨折を認めにくい．

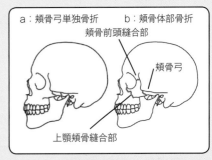

図Ⅰ-1-6　頬骨弓単独骨折と頬骨体部骨折の発生部位

5）下顎骨骨折

分　類
- 骨体部骨折：正中部骨折・オトガイ孔部骨折（犬歯部骨折）・大臼歯部骨折・下顎角部骨折
- 下顎枝部骨折：関節突起頸部骨折・筋突起部骨折

症　状
- 顔貌の変形が著明となり，咬合異常や開口障害，嚥下障害，唾液流出がみられる．
- 歯肉部の出血や裂傷がみられる．

治療法
- 保存療法が困難なことが多い．

合併症
- 顎関節脱臼，下歯槽神経損傷，気道閉塞

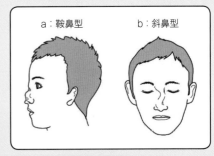

図Ⅰ-1-7　鼻骨骨折の変形

2 脊椎の骨折

(1) 頸椎骨折

1) 環椎破裂型骨折・ジェファーソン (Jefferson) 骨折
ポイント ● 症状・診断

予想問題 2-1 □□□

ジェファーソン骨折で正しいのはどれか.
1. 頸髄損傷はまれである.
2. 単純 X 線像で確定診断が可能である.
3. 第 2 頸椎の骨折である.
4. 頸部に屈曲力が働き骨折する.

環椎(第 1 頸椎)破裂骨折は高所からの転落などで頭部から地面につき,頸部に軸圧の外力が作用し受傷する.環椎に軸圧が加わり骨折するため,骨片は前弓,後弓,両外側塊に近い 4 カ所の脆弱部位で骨折する.骨片は遠位性に転位し脊柱管は拡大するので,頸髄損傷はまれである.診断には,開口位単純 X 線像が用いられるが,より詳細な骨片の転位は CT 像が有用である.したがって確定診断には CT 像が用いられる.

【解答】1

2) 軸椎歯突起骨折
ポイント ● 分類・診断

予想問題 2-2 □□□

アンダーソン (Anderson) 分類で誤っているのはどれか.
1. Ⅰ型は安定性が良好な骨折である.
2. Ⅱ型は偽関節になりやすい.
3. Ⅲ型は骨癒合が良好である.
4. 小児の骨端線離開損傷との鑑別が必要なのはⅡ型である.

1. Ⅰ型は歯突起上部の骨折で安定性が良好なため,疼痛が軽減するまで安静とする.
2. Ⅱ型は歯突起基部の骨折で血流が悪く転位しやすいため偽関節になりやすい.
3. Ⅲ型は軸椎椎体に及ぶ骨折だが,骨癒合が良好なため外固定は比較的短期間でよい.
4. 小児の骨端線離開損傷との鑑別が必要なのはⅢ型である.

【解答】4

● 複合問題

予想問題 2-3 □□□

脊髄損傷を合併することが多いのはどれか.
1. 椎体楔状圧迫骨折
2. 椎体破裂骨折
3. ジェファーソン骨折
4. tear drop 骨折

1. 椎体前方部の楔状変形のため,後方部の損傷はほとんどなく脊髄損傷を合併することも少ない.
2. 椎体後部の骨片が後方へ転位するため,脊髄損傷を合併することが多い.
3. 骨片は遠位性に転位し,脊柱管は拡大することから脊髄損傷の合併は少ない.
4. 椎体前下方の骨折で,後縦靱帯が損傷されることは少ないため,脊髄損傷の発生もほとんどない.

【解答】2

（1）頸椎骨折

1）環椎破裂型骨折・ジェファーソン（Jefferson）骨折

発生機序
- 頭部から墜落した際に軸圧の外力が働き骨折する．

症状・診断

> 脊髄損傷はまれ．

- 力学的に脆弱な部位で骨折し，骨片は破裂するように4片に分かれることが多い（図I-2-1）．
- 骨片は遠位方向に転位し脊柱管は拡大するため，脊髄損傷はまれである．
- 開口位単純X線撮影を行うが，CT像のほうが詳細に描出され有用性が高い（図I-2-2）．

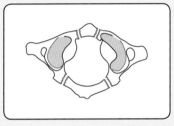
図I-2-1　ジェファーソン骨折

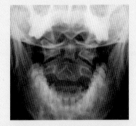
図I-2-2　開口位単純X線像

治療法

表I-2-1　骨折型による治療法の相違

	保存療法	観血療法
適応	脊椎の安定性が保たれている場合	環軸関節の不安定性が認められる場合
方法	グリソン牽引やハローベストなどの装具	環軸関節固定術など

2）軸椎歯突起骨折

発生機序
- 交通事故，転落，転倒などにより頸部に屈曲力あるいは伸展力が作用し発生する．

分類・診断

> I型：安定性良好．II型：偽関節．III型：骨癒合良好．

表I-2-2　開口位単純X線撮影を行い（図I-2-2），アンダーソン（Anderson）分類でIII型に分類される．

アンダーソン分類（骨折部を色で示す）	特徴
I型	歯突起上部の骨折．安定性が良好．
II型	歯突起基部の骨折．発生頻度が高く，偽関節が生じやすい．
III型	軸椎椎体に及ぶ骨折．骨癒合が良好で保存療法の適応となることが多い．小児の骨端線離開との鑑別が必要である．

(1) 頸椎骨折

3) 軸椎関節突起間骨折・ハングマン（hangman's）骨折

ポイント● 発生機序・症状

予想問題 2-4 □ □ □

軸椎関節突起間骨折で誤っているのはどれか．

1. 診断は単純 X 線正面像が有用である．
2. 両側の椎弓根部が骨折する．
3. 頸部に伸展圧迫力が作用し骨折する．
4. ハングマン骨折とも呼ばれる．

軸椎関節突起間骨折はハングマン骨折とも呼ばれ，絞首刑のときに働く頸部の伸展と牽引力で発生するが，今日では頸部に伸展圧迫力や屈曲圧迫力が作用する交通事故によって発生することが多い．両側の椎弓根が骨折し，椎体とは離開することもある．単純 X 線撮影では，側面像で関節突起部を上下に走る骨折線を認める．

【解答】1

4) 椎体楔状圧迫骨折

ポイント● 症状・治療法

予想問題 2-5 □ □ □

椎体楔状圧迫骨折で正しいのはどれか．

1. 後縦靱帯が損傷する．
2. 脊髄損傷を合併する．
3. 第 3，4 頸椎に多くみられる．
4. SOMI 装具などで固定する．

1，2．頸部に強力な圧迫力と屈曲力が働き受傷するため，椎体の前方部が圧迫骨折する．椎体後縁に存在する後縦靱帯は損傷されず，頸部の安定性は良好なため，脊髄損傷は合併しない．
3．第 5，6 頸椎体に好発する．
4．下顎部，後頭部，胸部を支点にし SOMI 装具で固定する．この装具は，椎体楔状圧迫骨折のほかにティアドロップ骨折などの固定に用いられている．

【解答】4

5) ティアドロップ（tear drop）骨折

ポイント● 発生機序・症状

予想問題 2-6 □ □ □

ティアドロップ骨折で誤っているのはどれか．

1. 椎体の後下部が骨折する．
2. 脊髄損傷の合併は少ない．
3. 三角形の骨片を認める．
4. 椎体に軸圧が作用し骨折する．

ティアドロップ骨折は，椎体前下方に三角形の骨片が生じるが，後方組織の脊柱内に損傷はおよばないため，脊髄損傷の合併は少ない．

【解答】1

重要ポイント

（1）頸椎骨折

3）軸椎関節突起間骨折・ハングマン（hangman's）骨折

> 伸展圧迫力・屈曲圧迫力．両側椎弓根部が骨折．

発生機序
- 交通事故などで頸部に伸展圧迫力や屈曲圧迫力が働き発生する．
- 絞首刑の際に発生することが多い（ハングマンとは絞首刑執行人という意味がある）．

症状
- 歯突起部には骨折が認められず，両側椎弓根部が骨折する（図I-2-3）．
- 骨折線は単純X線側面像で関節突起部を上下に走行する．

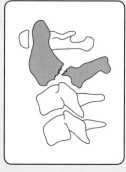

図I-2-3 ハングマン骨折

表I-2-3 転位の有無による治療法の比較

	転位が軽度のもの	転位が明らかな場合	不安定性が残存する骨折
方法	● 短期間の安静と外固定を行う．	● 頭蓋骨直達牽引による整復と6週間の外固定を行う．	● 頸椎固定術など観血的に行う．

4）椎体楔状圧迫骨折（図I-2-4）

特徴
- 第5，6頸椎に好発する．
- 楔状変形では後縦靱帯が損傷されず頸椎の安定性が良好なため，脊髄損傷は少ない．

発生機序
- 高所から転落した際に頭部を強打する．
- 椎体の前方部に圧迫力がかかり，楔状変形になる．

症状・治療法
- 頸部の疼痛と運動制限を認め，神経症状を呈することもある．
- 楔状変形した椎体は整復の必要がない．
- ギプス包帯やSOMI装具などで2カ月固定する（図I-2-5）．

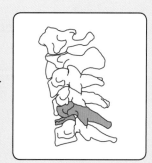

図I-2-4 椎体楔状圧迫骨折

5）ティアドロップ（tear drop）骨折

発生機序
- 頸椎が屈曲している状態で軸圧が加わり，椎間板が椎体の下縁中央を突き破り受傷する．

症状
- 椎体の前下部に三角形の骨片を生じる（図I-2-6）．
- 頸部の疼痛，運動痛，運動制限がみられる．

治療法
- 転位がない，もしくは軽度の場合はギプス包帯やSOMI装具などで固定する．

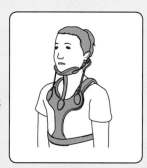

図I-2-5 SOMI装具

下顎部，後頭部，胸部を固定する装具である．

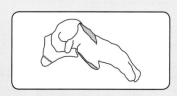

図I-2-6 ティアドロップ骨折

脊髄損傷は少ない．

2 脊椎の骨折

(1) 頸椎骨折

6) 頸椎棘突起骨折
ポイント● 症 状

予想問題 2-7

頸椎棘突起骨折で正しいのはどれか．

1. 脊髄損傷の合併が多い．
2. 頸部に軸圧力が働き骨折する．
3. 第7頸椎棘突起に好発する．
4. 高度な骨片転位が認められることが多い．

1，2．スポーツ活動中に頸部が伸展強制した場合や，ゴルフスイングによる筋収縮，スコップ作業者などの自家筋力による繰り返しの牽引などで発生することが多い．したがって，その外力が脊柱管内の脊髄に影響を及ぶことはほとんどない．
3．下部頸椎，とくに第7頸椎に好発する．
4．棘突起骨折が発生しても患部には項靱帯や棘間靱帯が付着しているため，高度な骨片転位を認めることはほとんどない．

[解答] 3

7) 椎体破裂骨折
ポイント● 特徴・発生機序・症状

予想問題 2-8

椎体破裂骨折で誤っているのはどれか．

1. 脊髄損傷を合併する．
2. 頸椎牽引を2〜4週行う．
3. 骨折の有無は単純X線正面像で行う．
4. 生理的前弯が消失した頸椎に軸圧が加わり発生する．

1．脊髄損傷は破裂した椎体が後方へ転位した際に脊髄を圧迫し発生する．
2．2〜4週の牽引を行った後に，頸椎カラーを装着し4〜8週固定する．
3．単純X線正面像では，椎体が椎弓や棘突起と重なるため読影しにくい．側面像のほうが，他の骨の部分と重ならずはっきりと描出され，骨折の有無を確認できる．骨片の転位の詳細や合併症は，単純X線だけでなくCTやMRI像を用いて判断する．
4．頸部が軽度屈曲位で生理的前弯が消失した状態で軸圧が加わり，骨折が発生する．

[解答] 3

● 複合問題

予想問題 2-9

頸部の伸展強制で発生する骨折はどれか．

1. 椎体楔状圧迫骨折
2. 棘突起骨折
3. 椎体破裂骨折
4. ジェファーソン骨折

頸部の伸展強制で骨折するのは棘突起骨折で他に軸椎歯突起骨折，ハングマン骨折などがある．椎体楔状圧迫骨折，椎体破裂骨折，ジェファーソン骨折は頸部に対して軸圧力や圧迫力が加わり骨折する．

[解答] 2

予想問題 2-10

誤っている組合せはどれか．

1. ハングマン骨折　———　軸椎関節突起間骨折
2. スコップ作業者骨折　———　頸椎椎体圧迫骨折
3. ジェファーソン骨折　———　環椎破裂型骨折
4. ティアドロップ骨折　———　頸椎椎体前下部の骨折

スコップ作業者骨折は頸椎棘突起の疲労骨折である．この部位には僧帽筋や菱形筋などが起始しており，繰り返しの筋収縮や筋の牽引力によって疲労骨折を起こす．ほかにゴルフスイングなどで受傷することが知られている．

[解答] 2

重要ポイント

（1）頸椎骨折

6）頸椎棘突起骨折（図I-2-7）

> 第7頸椎棘突起骨折．スコップ作業者の疲労骨折．

発生機序
- 頸部の伸展が強制され発生する．
- ゴルフスイングやスコップ作業者の疲労骨折として発生する．

好発部位
下部頸椎棘突起（とくに第7頸椎）と第1胸椎棘突起に多い．

症　状
- 棘突起の圧痛，運動痛，運動制限を認める．
- 高度な骨片転位を認める場合はほとんどない．
- 偽関節となっても愁訴は残らない．
- 脊髄損傷は少ない．

治療法
- 頸椎カラー装具を4～8週行う．
- 頑固な疼痛が持続する場合は骨片を切除する．

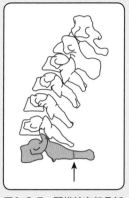

図I-2-7　頸椎棘突起骨折

7）椎体破裂骨折

特　徴
- 骨折の有無は単純X線側面像で確認する．
- 骨片転位の詳細や合併症の有無はCTやMRIが有用である．

発生機序
- 頸部が軽度屈曲位で生理的前弯が消失した状態で軸圧が加わり発生する．

症　状
- 椎体後部の骨片が後方へ転位し，脊髄損傷を合併する．

治療法
- 神経症状がない場合は2～4週間の頸椎牽引を行った後，頸椎カラーで固定する．

(2) 胸椎骨折・腰椎骨折

1) 胸椎椎体圧迫骨折および胸腰椎移行部椎体圧迫骨折

ポイント● 好発部位

予想問題 2-11 □□□

脊椎椎体圧迫骨折で誤っているのはどれか.

1. はっきりしない受傷機転の場合は病的骨折を疑う.
2. 胸腰椎移行部で好発する.
3. 距骨骨折を合併することがある.
4. 骨粗鬆症の高齢者に好発する.

1. 前立腺の骨転移癌は腰椎椎体部が好発部位である.
2. 力学的負担が大きい胸腰椎部移行部である第12胸椎,第1腰椎椎体に好発する.
3. 胸腰椎移行部圧迫骨折の合併症は踵骨骨折が挙げられる.高所から転落や飛び降りた場合に発生する.
4. 骨密度が減少した骨粗鬆症の高齢者に椎体圧迫骨折が好発する.

【解答】3

ポイント● 発生機序・症状

予想問題 2-12 □□□

胸腰椎移行部椎体圧迫骨折で誤っているのはどれか.

1. 受傷椎体棘突起の限局性圧痛がみられる.
2. 高齢者は転倒し尻もちをつき骨折する.
3. 亀背となる.
4. 魚椎変形になることが多い.

　骨粗鬆症を基盤にもつ高齢者が転倒した際,尻もちをつき,垂直軸方向の圧迫力と屈曲力が働き骨折する.その際,脊柱は屈曲した状態で受傷することが多いため,受傷椎体は前方部が骨折する楔状変形となり,脊柱は後弯,いわゆる亀背となる.圧迫骨折の症状は,脊柱の前屈運動制限や受傷椎体棘突起の限局性圧痛,叩打痛などがみられる.

【解答】4

ポイント● 治療法

予想問題 2-13 □□□

胸腰椎移行部椎体圧迫骨折の治療法で誤っているのはどれか.

1. 楔状変形した椎体は徒手整復したほうが予後良好である.
2. 体幹を反張した肢位でギプス固定する.
3. リハビリテーション中にベーラー体操を行う.
4. ギプス固定は約4週間とする.

　楔状変形した椎体には脊髄損傷を誘発する可能性があるため,徒手整復は行わない.

【解答】1

重要ポイント

（2）胸椎骨折・腰椎骨折

1）胸椎椎体圧迫骨折および胸腰椎移行部椎体圧迫骨折

特徴

> 骨粗鬆症の高齢者．踵骨骨折．

- 骨粗鬆症の高齢者に好発する．
- 高所からの転落の場合は踵骨骨折に合併することがある．
- 受傷機転のはっきりしない場合は病的骨折を疑う．

好発部位

> 胸腰椎移行部．第12胸椎．第1腰椎．

- 最も好発するのは胸腰椎移行部の第12胸椎，第1腰椎で，ついで第6～8胸椎に好発する．

発生機序

> 尻もち．楔状変形．

- 脊柱が屈曲した状態で転倒した際に尻もちをつき発生する．
- 脊柱に垂直軸方向からの圧迫力や屈曲力が作用し，椎体は楔状変形となる（図Ⅰ-2-8）．
- 高齢者は骨粗鬆症のため，せきやくしゃみなどの軽微な外力でも発生する．

症状

> 楔状変形．亀背．叩打痛．膀胱・直腸障害．

- 疼痛による起立・歩行・前屈運動制限がみられる．
- 受傷椎体が楔状変形となり，棘突起が後方へ突出し亀背，凸背，円背を呈する．
- 限局した棘突起の圧痛と叩打痛を認める．
- 脊髄損傷を合併することは少ない．
- 膀胱・直腸障害を認めることがある．
- 神経症状を呈することもある．

治療法

> ベーラー肢位．

- 体幹を反張させるベーラーの整復法を行い，ベーラー肢位で約4週間ギプス固定を行う（図Ⅰ-2-9）．
- 固定期間中は廃用性筋萎縮を予防するためにベーラー体操などを行う．
- 椎体の徒手整復は，脊髄損傷を合併することがあるため行わない．

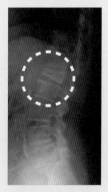

a．単純X線像

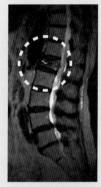

b．MRI像

図Ⅰ-2-8　胸腰椎移行部椎体圧迫骨折
a．単純X線像で椎体の楔状変形を認め，b．MRI像では椎体内部に骨折線の高信号域が描出されている．

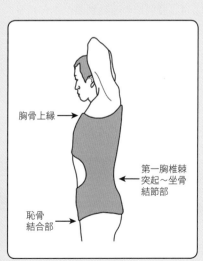

図Ⅰ-2-9　ベーラーの固定法
前方は胸骨上縁，恥骨結合部，後方は第1胸椎棘突起から坐骨結節部の3点で支持するギプス固定法である．

(2) 胸椎骨折・腰椎骨折

2) チャンス（Chance）骨折

ポイント● 特徴・発生機序

> **予想問題 2-14** □□□
>
> チャンス骨折で正しいのはどれか．
> 1. 交通事故による受傷が多い．
> 2. 脊柱が伸展強制され骨折する．
> 3. 発生頻度が高い．
> 4. 脊椎の椎体・関節突起部・椎弓に骨折線が走行する．

1. 2点式シートベルト装着時の衝突事故で発生しやすい．
2. 脊柱が屈曲強制された際に受傷する．
3. ほとんど発生しないまれな骨折である．
4. 脊椎椎体・椎弓根・棘突起に骨折線が走行する骨折である．

【解答】1

ポイント● 症　状

> **予想問題 2-15** □□□
>
> チャンス骨折で誤っているのはどれか．
> 1. 脊髄損傷を合併することが多い．
> 2. 受傷椎の棘突起に限局性圧痛を認める．
> 3. 腹部にシートベルトによる圧痕がみられる．
> 4. 体幹の前屈運動制限がみられる．

　チャンス骨折は，椎体・椎弓根・棘突起に骨折線が走行する骨性部の損傷と定義されているため，脊髄損傷を合併することはない．2点シートベルトを装着した状態で体幹が屈曲強制される交通事故などでは，腹部にシートベルトが食い込み，後日，皮下出血として圧痕が認められるようになる．また，受傷椎前方部は圧迫力が，後方部には牽引力が働き骨折するため，発生機序と同様の動作である体幹の前屈は疼痛が誘発され，運動制限が認められる．

【解答】1

3) 腰椎肋骨突起骨折

ポイント● 発生機序・症状

> **予想問題 2-16** □□□
>
> 腰椎肋骨突起骨折で正しいのはどれか．
> 1. 患側に側屈すると疼痛を誘発する．
> 2. 大腰筋や腰方形筋の収縮によって骨折が発生する．
> 3. 腎損傷を合併することがある．
> 4. 股関節の運動制限がみられる．

　介達外力による受傷では，腰椎肋骨突起から起始する大腰筋や腰方形筋の強い収縮によって骨折が発生するため，これらの筋の牽引作用が働く動作で疼痛が誘発される．したがって，患側の側屈ではなく，健側への側屈で疼痛が認められる〔パイル（Payr）徴候〕．腎臓は，第11胸椎から第3腰椎の高さに位置しており，背部からの直達外力で骨折が発生した場合，肋骨突起の骨折だけでなく，腎損傷も合併する可能性がある．大腰筋は大腿骨小転子に停止しているため，股関節の運動によって疼痛が誘発され運動制限を認める．

【解答】3

> 重要ポイント
>
> ## (2) 胸椎骨折・腰椎骨折

2) チャンス（Chance）骨折

特　徴
- 脊椎椎体・椎弓根・棘突起に及ぶ水平断裂骨折をチャンス骨折と呼ぶ（図I-2-10）．
- 衝突事故において，2点シートベルトを着用しているときに発生する骨折であったが，現在の車種には装備されていることが少ないため，発生頻度は低い．

発生機序
- 2点シートベルトを着用した状態で衝突事故が発生した際に，脊柱が屈曲強制され，前方の椎体に圧迫力，後方の椎弓部には牽引力が働き（flexion-distraction force），発生する（図I-2-11）．

症　状
- 単純X線側面像で椎体，椎弓根，棘突起に骨折線を認める．
- 受傷椎の棘突起の限局性圧痛を認める．
- 前屈運動制限を認める．
- 脊髄損傷の合併は少ない．

治療法・合併症
- 短期間の安静臥位の後，体幹ギプス固定を行う．
- 腹部内臓器損傷を合併することがある．

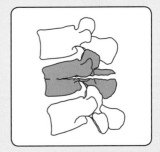

図I-2-10　チャンス骨折の骨折形態

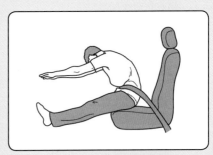

図I-2-11　チャンス骨折の発生機序

3) 腰椎肋骨突起骨折

発生機序
- 直達外力：背部から打撃され骨折を起こす．
- 介達外力：腰椎肋骨突起に起始する腸腰筋や腰方形筋の牽引によって発生する（図I-2-12）．

症　状
- 疼痛により脊柱の著明な運動制限と股関節の運動制限もみられる．
- 体幹を健側へ側屈すると疼痛が増強するパイル徴候を認める．

治療法・合併症
- 受傷初期は安静臥位とし，段階的なリハビリテーションを実施することで3〜6週間で軽快する．
- 直達外力の場合は腎損傷を合併する危険性が高い．

4) 椎体破裂骨折

特　徴
- 脊椎に軸圧が働き，椎体が破裂するように骨折する．
- 胸腰椎移行部から腰椎部に好発する．
- 破裂した椎体後方の骨片が後方へ転位すると，脊髄や馬尾神経の損傷を高頻度に合併する．

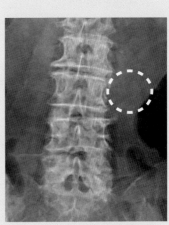

図I-2-12　腰椎肋骨突起骨折

3 胸郭の骨折

（1）胸骨骨折

ポイント● 発生機序・好発部位

予想問題 3-1 □□□

胸骨骨折で正しいのはどれか．

1. 介達外力による受傷が多い．
2. 胸骨柄体境界部骨折が最も多い．
3. 横骨折が多い．
4. 2点シートベルト装着時に発生しやすい．

1. ハンドルで胸部を強打した場合や，シートベルトで圧迫された場合など，交通事故による直達外力で受傷することが多い．
2. 3. 胸骨柄体境界部骨折よりも胸骨体部骨折が最も多く，横骨折になりやすい．
4. 2点シートベルト装着時に想定される骨折はチャンス骨折である．

【解答】3

ポイント● 症　状

予想問題 3-2 □□□

胸骨骨折で誤っているのはどれか．

1. 腹式呼吸となる．
2. 深呼吸時に疼痛が増強する．
3. 両肩を前内方にすぼめる．
4. 後傾肢位をとる．

　深呼吸時に疼痛が増強する，胸郭が拡大する肢位をとると疼痛を認める．したがって，骨折後の肢位は，頭部を前方に傾け，両肩を前内方にすぼめて前傾肢位をとる．また，胸式呼吸では，胸郭が拡大し骨折部に対して介達痛が発生するため，腹式呼吸を行い，疼痛を軽減させるように呼吸する．

【解答】4

ポイント● 骨片転位・合併症・予後

予想問題 3-3 □□□

胸骨骨折で誤っているのはどれか．

1. 胸骨体部骨折では，遠位骨片が近位骨片の前上方へ転位することが多い．
2. 縦隔臓器の損傷を認めることがある．
3. 合併症のない限り予後は良好である．
4. 胸骨体と剣状突起の境界部骨折では剣状突起が前方へ転位する．

1. 胸骨体部骨折ならびに胸骨体と剣状突起の境界部骨折では，遠位骨片が近位骨片の前上方へ転位し，階段状になる．
2. 骨片の転位が著明な場合に縦隔臓器の損傷や胸管損傷を合併することがある．
3. 骨癒合が良好な部位のため，予後は良好であることが多い．
4. 胸骨体と剣状突起の境界部骨折では，剣状突起が胸骨体に対して後方へ転位することが多い．

【解答】4

（1）胸骨骨折

発生機序

> 直達外力．

表Ⅰ-3-1　各発生機序による特徴

直達外力（多い）	介達外力	直達外力 ＋ 介達外力
● steering wheel injury：ハンドルで胸部を強打し受傷する． ● seat belt injury：シートベルトで圧迫され受傷する．	● 体幹の強い前屈や過伸展で受傷する．	● flexion-compression fracture：直達外力と介達外力の両方を併せもつ外力を受ける．

好発部位と骨片転位

> 体部骨折．横骨折．遠位骨片が近位骨片の前上方へ転位．

- 胸骨体部骨折が最も多く，ついで胸骨柄体境界部に発生する．
- 横骨折が多く，ときに陥没骨折することもある．
- 骨片転位：多くは遠位骨片が近位骨片の前上方に転位する．

表Ⅰ-3-2　骨折部位による骨片転位の違い

胸骨柄体境界部骨折	胸骨体部骨折	胸骨体と剣状突起の境界部骨折
● 前方前位：遠位骨片が突出し，近位骨片に騎乗する． ● 後方転位：遠位骨片は近位骨片の後方に転位する．	● 遠位骨片が近位骨片の前上方に転位する． ● 陥凹骨折や陥没骨折になることもある．	● 剣状突起は胸骨体の後方に転位する．

症　状

> 疼痛緩和肢位．両肩を前内方へすぼめる．腹式呼吸．

- 皮膚の直下で骨折するため，腫脹や皮下出血が著明である．
- 限局性圧痛を認める．
- 疼痛は深呼吸時に増悪し，頭部を前方へ傾け，両肩を前内方へすぼめた疼痛緩和肢位で腹式呼吸を行う．

固定法・固定期間・予後

- 骨癒合に4～5週間を要する．
- 重篤な合併症がない限り，予後は良好である．

表Ⅰ-3-3

転位のない骨折	転位を認める骨折
● 胸部固定バンドや絆創膏，包帯で胸郭の固定を行う．	● 肋骨骨折などを合併し，血胸や動揺性胸郭を認める場合は，ただちに専門医へ搬送する．

合併症

- 心挫傷，内胸動脈損傷（血胸）
- 肋骨骨折，頸椎・胸椎骨折
- 胸管損傷
- 縦隔臓器損傷

（2）肋骨骨折・肋軟骨骨折

ポイント● 特徴・発生機序・骨片転位・好発部位

予想問題 3-4 □□□

肋骨骨折で正しいのはどれか.

1. 幼小児の骨折は虐待を疑う.
2. 第1肋骨に好発する.
3. 幼少年期は骨折しやすい.
4. 直達外力で生じた骨片は外方へ転位する.

1. 幼小児に骨折がみられた場合は虐待を疑う.
2. 第5〜8肋骨に発生しやすく, 解剖学的に最も側方へ張り出した第7肋骨に好発する.
3. 幼少年期の肋骨は弾力性に富むため骨折はまれである.
4. 直達外力の受傷では, 外力が胸郭内方に向かって作用するため, 骨片転位は内方凸変形となる.

［解答］1

ポイント● 好発部位

予想問題 3-5 □□□

ゴルフによる肋骨疲労骨折で正しいのはどれか.

1. 骨片の転位は著明である.
2. 第1肋骨に好発する.
3. 肋骨頸付近に発生する.
4. 非利き手側に発生しやすい.

1. 疲労骨折のため, 骨片の転位は認められない.
2. 3. ゴルフスイングによる疲労骨折では, 第2〜9肋骨角, とくに第5・6肋骨に発生しやすい.
4. 右利きの場合は, 非利き手側である左側が患側になりやすい.

［解答］4

ポイント● 症状・合併症

予想問題 3-6 □□□

肋骨骨折で誤っているのはどれか.

1. 単純X線像で骨折線が確認できない場合が多い.
2. 転位は少ない.
3. 下位肋骨骨折では肝損傷を合併することがある.
4. 多発・複数骨折ではフレイルチェストがみられる.

1. とくに骨粗鬆症の高齢者はX線が透過しやすく, 明らかな骨折線を認めないことが多い.
2. 多発骨折以外は, ほとんどの場合, 転位を認めることはない.
3. 下位肋骨骨折, とくに第11〜12肋骨部を強打した際に起こりうる合併症として, 腎損傷が挙げられる.
4. 1本の肋骨が2カ所以上, また数本の肋骨に及ぶと, 胸郭は支持性を失い, 胸壁動揺, すなわちフレイルチェストがみられるようになる.

［解答］3

予想問題 3-7 □□□

肋骨骨折の合併症で誤っているのはどれか.

1. 胸膜損傷
2. 緊張性気胸
3. 腎損傷
4. 頸肋

胸膜損傷, 緊張性気胸, 腎損傷は, 肋骨骨折の合併症である. 緊張性気胸は, 骨折の発生に伴い, 肺や胸膜が骨折端で損傷され, 空気が胸膜腔に侵入し肺を圧迫している状態をいう. 腎損傷は, 第11〜12肋骨部を強打し, 腰痛や血尿などがある場合に疑う. 頸肋とは, 胎生期の下位頸椎の肋骨が遺残したものであり, 胸郭出口症候群の要因となる. したがって, 肋骨骨折の合併症ではない.

［解答］4

重要ポイント

（2）肋骨骨折・肋軟骨骨折

特　徴

> 発生頻度が高い．幼少年期の骨折は虐待．

- 発生頻度が高い．
- 骨粗鬆症の高齢者では軽微な外力や激しい咳でも骨折する．
- 幼少年期の骨折はまれである．
- 幼小児に骨折がみられた場合は虐待を疑う．
- 骨折がみられても単純X線写真で認められないことがある．

発生機序・骨片転位

表I-3-4

	直達外力	介達外力	自家筋力
外力の加わる方向	● 墜落や衝突した際の外力が，胸郭内方に向かって骨折する．	● 胸郭が前後，左右の相対する方向から圧迫を受け骨折する．	● 激しいせき，くしゃみ，ゴルフスイングなどによる過激な筋収縮によっても発生する．
骨片転位	内方凸変形	外方凸変形	―

好発部位

> 直達外力（第5〜9肋骨），介達外力（ゴルフスイングによる第5・6肋骨疲労骨折）．

- 直達外力：第5〜9肋骨前側胸部に発生しやすい．とくに最も側方に張り出した第7肋骨骨折に多い（図I-3-1）．
- 介達外力：ゴルフスイングでの疲労骨折は右利きの場合，第5，6肋骨後方の肋骨角付近に発生する．

症　状

> 疼痛：深呼吸．せき．くしゃみ．介達痛．骨片転位は少ない．

- 疼痛：深呼吸，せき，くしゃみなどで増大する．限局性圧痛，胸郭を圧迫すると骨折部に一致して介達痛を認める．
- 軋轢音：深呼吸時に骨折部に手をあてると触知することがある
- 転位と変形：転位は少ない．多発骨折以外認めにくい．

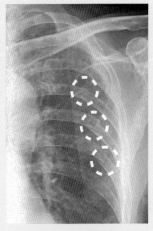

図I-3-1　肋骨多発骨折
第5・6・7肋骨骨折を認める．

合併症

> 胸郭動揺：奇異呼吸．外傷性気胸．

- 胸郭動揺：1本の肋骨が2カ所以上で骨折し，同時に数本の肋骨に及ぶと胸部の支持性が失われ，胸壁の奇異運動が起こる胸壁動揺（flail chest）が生じる．
- 外傷性気胸（図I-3-2）：骨折端により胸膜が損傷され，胸膜腔に空気が貯留した状態をいう．
- 血胸：肺破裂・肋間動脈損傷や，内胸動脈損傷により，血液が胸膜腔内に貯留するため，呼吸困難や発熱を伴う．
- 内臓損傷
  腎損傷：第11〜12肋骨部を強打し，腰痛，血尿などがある場合に疑う
  肝損傷：右季肋部損傷に伴い発生する．

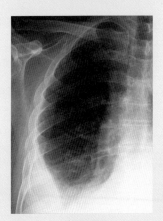

図I-3-2　外傷性気胸
胸膜腔に空気が貯留している．

3　胸郭の骨折

(2) 肋骨骨折・肋軟骨骨折

ポイント● 固定法・固定期間

予想問題 3-8 □□□

肋骨骨折に対する絆創膏固定法で正しいのはどれか．

1. 屋根瓦状に貼付する．
2. 胸部を全周し貼付する．
3. 吸気時に貼付する．
4. 順次下方へ貼付する．

絆創膏固定法は原則，正中線を越え貼付し，健側胸部から患部へ回り，健側背部まで行う．その際，完全呼気として屋根瓦状に順次上方へ貼付する．

【解答】1

重要ポイント

固定法・固定期間

呼気時に胸郭圧迫固定．

- 肋骨骨折固定バンド，副木，副子，絆創膏を用いて固定する．
- 完全呼気時に胸郭を圧迫し固定する．
- 絆創膏固定法

表 I-3-5　絆創膏固定法による貼付手順と注意事項

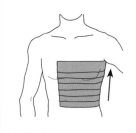

- 貼付手順と固定期間
  ・胸部下部の正中線を越えた健側より絆創膏を貼付し，側方から健側背部で終わる．
  ・2本目は1本目と1/2～1/3など重なるように屋根瓦状に順次上方へ向かって貼付する．
  ・3～4週間固定する．
- 注意事項
  ・胸部全周に貼付しない．
  ・成人男子は貼付前に胸毛を剃る．
  ・乳頭部を避ける，もしくはガーゼを当てる．
  ・固定力が低下した場合や，水泡，かぶれが起きやすいのでときどき交換する．

予後

- 不全骨折：予後良好で骨癒合には3週間を要する．
- 完全骨折：一般的に予後良好である．胸膜や肺損傷，複数骨折，重複骨折，過剰仮骨では予後不良となることがある．

重要ポイント＋　肋骨骨折に対する超音波診断装置を用いた評価

肋骨骨折の評価は，単純X線写真で行われてきたが，骨折部が肺や気管支などと重なってしまうため，描出されないことが多い．一方，超音波診断装置は，骨の輪郭を描出できることや，軟部組織も同時に描出できる優れた検査法である．骨折が認められると，肋骨の輪郭に段差が生じ，骨折部からの出血も認められるため評価しやすい（矢印）．近年では超音波検査のほうが単純X線撮影よりも正診率が高いと報告されている．

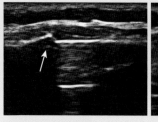

長軸像

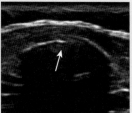

短軸像

臨床実地問題（1）

ポイント● 肋骨骨折の合併症

予想問題 3-9 ☐☐☐

28歳男性．ラグビー選手．練習中にタックルしてきた相手選手の頭部が右側胸部に激突し負傷した．損傷部位の肋骨は，吸気時には陥凹し，呼気時には膨隆しており，フレイルチェストが疑われた．この症状とその後の対応として誤っているのはどれか．

1. 奇異呼吸となる．
2. 肋骨骨折固定バンドを装着する．
3. 多発骨折である．
4. 緊急搬送し専門医に委ねる．

2本以上の肋骨が2カ所以上で骨折（多発骨折および複数骨折）するフレイルチェスト（胸壁動揺）の骨折部は，骨の連続性を失っている．不安定性が強く，自発呼吸により吸気時には骨折部が陥凹し，呼気時には膨隆する奇異呼吸を呈する．この状態で肋骨骨折固定バンドを用いて胸郭を圧迫すると，不安定性が強い骨折部は，肺に骨折端が刺さる可能性があるため禁忌である．早急に搬送し，専門医に治療を委ねる必要がある．

【解答】2

ポイント● 頸部棘突起骨折の特徴と症状

予想問題 3-10 ☐☐☐

30歳男性．週3回，ゴルフスイングの練習を行っている．3週間程前から，頸部付近に疼痛と運動制限を認めるようになったが，2日前より疼痛が増強してきた．近医にて単純X線撮影を行った結果，頸部の疲労骨折と診断された．この骨折の症状で正しいのはどれか．

1. 単純X線正面像で骨折線を認める．
2. 脊髄損傷を合併する．
3. 第7頸椎に多い．
4. ハングマン骨折とも呼ばれる．

ゴルフスイングの練習，頸部付近の疼痛と運動制限，頸部の疲労骨折などから棘突起骨折を疑う．

1. 単純X線検査では，骨折線が側面像で描出されるが，正面像では椎体や椎弓などと重なって骨折の有無が判断できない．
2. 棘突起は，項靱帯や棘間靱帯などで他の同部位と連結しており，大きな転位を認めることはない．また，ゴルフスイングでの自家筋力による牽引が原因で疲労骨折を起こしており，脊髄損傷を合併させるような大きな外力が加わることはほとんどない．
3. 下位頸椎，とくに第7頸椎に多い．
4. ハングマン骨折は軸椎関節突起間骨折である．下部頸椎棘突起の疲労骨折はスコップ作業者骨折とも呼ばれる．

【解答】3

ポイント● 胸骨骨折の合併症

予想問題 3-11 ☐☐☐

20歳男性．シートベルトを着用しないで自動車を運転中，交通事故に遭いハンドルを前胸部に強打し負傷した．前胸部は階段状に変形しており，両肩をすぼめた疼痛緩和肢位をとっている．この損傷の合併症でないのはどれか．

1. 縦隔臓器の損傷
2. 肝損傷
3. 血胸
4. 肋骨骨折

交通事故のハンドル損傷では，肋骨骨折や胸骨骨折を疑う．前胸部が階段状に変形していることや，両肩をすぼめた疼痛緩和肢位から胸骨骨折と判断できる．胸骨骨折の階段状変形は，遠位骨片が近位骨片の前上方へ転位することが多い．転位した骨片は縦隔臓器や肺を圧迫するため，血胸や心挫傷などが発生する．それ以外の合併症には，脊椎骨折などがある．一方，肝損傷はハンドル損傷で発生することはあるが上腹部の損傷であるため，胸骨骨折の合併症としては発生しない．

【解答】2

4 上肢帯の骨折

（1）鎖骨骨折

ポイント● 特徴・発生機序

予想問題 4-1 □□□
鎖骨骨折で正しいのはどれか．
1. 多くは直達外力で発生する．
2. 小児は完全骨折が多い．
3. 第三骨片は成人の骨折でみられる．
4. 高齢者では観血療法を優先する．

1. 肩をついての転倒や，肩関節外転位で手掌をついての転倒など，介達外力による受傷が多い．
2. 小児では不全骨折である若木骨折が多い．
3. 成人および高齢者での高度な例では第三骨片を有した完全骨折が多い．
4. 成人および高齢者では原則として保存療法を適応する．

【解答】3

予想問題 4-2 □□□
鎖骨骨折で正しいのはどれか．
1. 高齢者の発生頻度が高い．
2. 男性に比べ女性の発生率が高い．
3. 介達外力による発生では遠位1/3部（遠位端部）での骨折が多い．
4. 小児の不全骨折では解剖学的整復は不要である．

1. 幼児から高齢者まで幅広い年齢層で発生するため，特別に高齢者に多い骨折ではない．
2. 女性に比べ男性の発生率が4〜5倍多い．
3. 介達外力による場合は遠位1/3・中央1/3境界部および中央1/3部での骨折が多い．
4. 小児の場合は変形した状態で骨癒合に至ってもリモデリングが旺盛であるため，成長過程で漸次改善されることから必ずしも解剖学的整復は必要でない．

【解答】4

ポイント● 好発部位

予想問題 4-3 □□□
定型的鎖骨骨折の好発部位はどれか．
1. 近位1/3部（近位端部）
2. 近位1/3・中央1/3境界部
3. 遠位1/3・中央1/3境界部
4. 遠位1/3部（遠位端部）

鎖骨骨折では遠位1/3・中央1/3境界部および中央1/3部での発生が多く，全体の約80%を占め定型的骨折とされる．次いで遠位1/3部（遠位端部），近位1/3部（近位端部）の順となる．

【解答】3

重要ポイント

（1）鎖骨骨折

特徴・発生機序

> 高い発生頻度．男性．小児（不全骨折，解剖学的整復）．成人（第三骨片）．直達外力（まれ）．介達外力（多い）．

- 発生頻度の高い骨折である（全骨折の 10～15％で，肩の骨折の約 40％）．
- 幼児～高齢者まで幅広い年齢層に発生する．
- 男性に多い（男性：女性＝4～5：1）．

表 I-4-1 年齢別特徴（図 I-4-1）

	小児	成人	高齢者
骨折型	不全骨折	完全骨折（高度な場合は第三骨片／楔状骨片をみる）	
治療法	解剖学的整復は不要	原則として保存療法	
リモデリング	＋＋	＋	－
変形癒合	あり（漸次改善）	あり	

- 介達外力（多い）
  肩をついての転倒や肩関節外転および肘関節伸展位で手掌をついての転倒により受傷する（図 I-4-2）．
- 直達外力（まれ）

好発部位（図 I-4-3）

> 遠位端部骨折（遠位 1/3 部）．定型的骨折（遠位 1/3・中央 1/3 境界部および中央 1/3 部）．

- 直達外力：遠位 1/3 部（遠位端部骨折）
- 介達外力：遠位 1/3・中央 1/3 境界部および中央 1/3 部（定型的骨折）

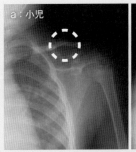
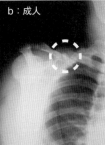

図 I-4-1　年齢別特徴

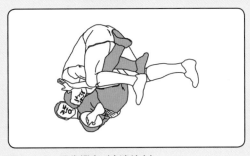

図 I-4-2　発生機序（介達外力）
ラグビーでタックルを受け転倒した際に肩峰からの介達外力によって受傷する．

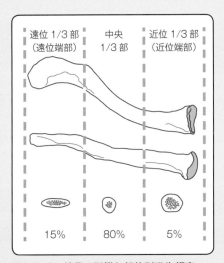

図 I-4-3　鎖骨の形態と部位別発生頻度

(1) 鎖骨骨折

ポイント● 骨片転位

予想問題 4-4 □□□

定型的鎖骨骨折の骨片転位で誤っているのはどれか．

1. 近位骨片は胸鎖乳突筋の作用により前上方に転位する．
2. 遠位骨片は大胸筋の作用により内方に短縮転位する．
3. 患側肢は上肢の重量により下垂する．
4. 小児の若木骨折では上方凸の屈曲変形となる．

1. 近位骨片は胸鎖乳突筋の緊張に伴い後上方に引かれ転位する．
2. 3. 遠位骨片は大胸筋の緊張に伴い，内方に引かれ短縮転位すると同時に，上肢の重量により下方にも転位する．
4. 小児では不全骨折になることが多く，若木骨折では上方凸の屈曲変形を呈する．

【解答】1

ポイント● 症 状

予想問題 4-5 □□□

定型的鎖骨骨折受傷時の疼痛緩和肢位で誤っているのはどれか．

1. 頭部を患側に傾ける．
2. 顔面が健側を向く．
3. 患側肢を健側の手で保持する．
4. 胸を張った姿勢をとる．

1. 2. 受傷時には頭部を患側に傾けながら顔面は健側を向くことで，近位骨片の後上方転位に作用する胸鎖乳突筋を弛緩させる肢位をとる．
3. 健側の手で患側肢を保持することで遠位骨片の下方への転位と骨折部の動揺を防ぐ姿勢をとる．
4. 遠位骨片は大胸筋の作用により内方に短縮転位しているため，肩甲骨を外転させ肩をすぼめた姿勢をとる．

【解答】4

予想問題 4-6 □□□

定型的鎖骨骨折の症状で正しいのはどれか．

1. 顔面が患側を向く．
2. 肩幅が増加する．
3. 患側の肩甲骨が挙上する．
4. 肩外転制限がみられる．

1. 受傷直後は，頭部を患側に傾け顔面を健側に回旋させることで，胸鎖乳突筋を弛緩させる疼痛緩和の肢位をとる．
2. 3. 患側の肩は下垂（肩甲骨の下制）し，肩幅が減少する外観の変形がみられる．
4. 肩の運動制限はとくに外転運動に著明である．

【解答】4

予想問題 4-7 □□□

鎖骨遠位端部骨折で誤っているのはどれか．

1. 肩鎖関節脱臼との鑑別が必要である．
2. 烏口鎖骨靱帯に損傷がない場合は骨折部が比較的安定している．
3. 烏口鎖骨靱帯に損傷があると骨片の転位が大きくなる．
4. 肩鎖関節面に骨折が及んでいる場合でも骨片転位がなければ保存療法を適応する．

1. 鎖骨遠位端部の階段状変形に対して上方から圧迫を加えた際に，軋轢音が触知できれば遠位端部骨折，ピアノキーサインを認めれば肩鎖関節脱臼として鑑別する．
2. 3. 烏口鎖骨靱帯に損傷がなければ骨片の転位も小さく，骨折部が安定したタイプ（ニアー分類のⅠ型）となるが，損傷があると骨片の転位が大きくなり，骨折部が不安定なタイプ（ニアー分類のⅡ型）となる．
4. 肩鎖関節面に骨折が及んでいるタイプ（ニアー分類のⅢ型）は不安定型骨折（Ⅱ型）と合わせて，原則として観血療法の適応とされる．

【解答】4

重要ポイント

（1）鎖骨骨折

骨片転位

> 近位骨片（後上方転位，胸鎖乳突筋），遠位骨片（下方転位，内方転位，大胸筋），若木骨折（上方凸）．

- 完全骨折（図I-4-4）
- 不全骨折：小児の若木骨折では上方凸の屈曲変形が多い．

表I-4-2　定型的骨折における骨片転位とその原因

骨片	転位	原因
近位骨片	後上方	胸鎖乳突筋
遠位骨片	下方	上肢の重量
	内方（短縮）	大胸筋

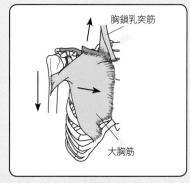

図I-4-4　骨片転位に関与する因子

症　状

> 疼痛緩和肢位（患側に傾斜，胸鎖乳突筋），肩の下垂，肩幅の減少，皮下出血斑（前胸部），運動制限（肩の外転），乳幼児（両腋窩をもって抱き上げると号泣），遠位端部骨折（肩鎖関節脱臼，軋轢音，ピアノキーサイン）．

- 疼痛緩和肢位：頭部を患側に傾け（胸鎖乳突筋の弛緩），患側肢を健側の手で保持する（図I-4-5）．
- 患部の変形：肩が下垂し，肩幅が減少する．
- 皮下出血斑：前胸部に出現する．
- 運動制限：肩関節の外転運動が制限される．
- 乳幼児の鑑別：両腋窩をもって抱き上げると号泣する．
- 遠位端部骨折と肩鎖関節脱臼の鑑別
    - ・遠位端部骨折：軋轢音を触知する．
    - ・肩鎖関節脱臼：ピアノキーサインを認める．

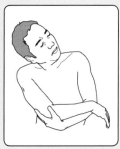

図I-4-5　疼痛緩和肢位

重要ポイント＋　遠位端部骨折〔ニアー（Neer）分類〕

原則としてⅠ型は保存療法，Ⅱ・Ⅲ型は観血療法の適応となる．

Ⅰ型（安定型骨折）	Ⅱ型（不安定型骨折）	Ⅲ型（関節内骨折）
・烏口鎖骨靱帯が正常で転位が小さいもの．	・烏口鎖骨靱帯の損傷があり転位が大きいもの．近位骨片は垂直方向または水平方向に転位する．	・転位はないが，肩鎖関節面に骨折が及んでいるもの．

4　上肢帯の骨折

（1）鎖骨骨折

ポイント● 整復法

予想問題 4-8 □□□

鎖骨骨折の坐位整復法で誤っているのはどれか．

1. 患者の脊柱部に膝頭を当てる．
2. 胸郭を拡大させるよう肩を後方へ引く．
3. 患側肢を内転位にて上腕を突き上げる．
4. 近位骨片に直圧を加え遠位骨片と適合させる．

坐位整復法における術者と助手の操作手順は以下の通りである．
（第1助手）両肩を外後方に引き，短縮転位を除去する．
（第2助手）上腕を外上方に持ち上げ，下方転位を除去する．
（術者）遠位骨片を持ち上げながら近位骨片に上方から直圧を加え適合させる．

【解答】3

ポイント● 固定法

予想問題 4-9 □□□

鎖骨骨折の固定法で誤っているのはどれか．

1. 両肩甲骨を後上方に挙上させた肢位で固定する．
2. 綿包帯を用いる場合は背部で交差する背側8字帯で固定する．
3. セイヤー（Sayre）絆創膏固定は転位が大きい場合に用いる．
4. 固定期間は成人で約4週間，小児で約3週間とする．

1. 固定肢位は両肩甲骨を後上方に挙上させた胸を張った姿勢とする．
2. 綿包帯を用いた8字帯固定を行う場合は，胸を張った姿勢を維持するために，背部で交差する背側8字帯を施す．
3. セイヤー絆創膏固定は転位が軽度な場合や応急処置としての固定に用いる．
4. 固定期間は成人で4～6週間，幼小児で2～3週間とする．

【解答】3

予想問題 4-10 □□□

小児における鎖骨の若木骨折の固定法で誤っているのはどれか．

1. ギプス固定
2. リング固定
3. 8字帯固定
4. 三角巾による提肘

小児の鎖骨での若木骨折では患肢の安静を保つことを目的として，リング固定や8字固定に加え三角巾による提肘など比較的簡易な固定で十分である．ギプスなどを用いた強固な固定はかえって肩関節の機能障害を助長するため，小児の若木骨折には不要である．

【解答】1

ポイント● 合併症

予想問題 4-11 □□□

鎖骨骨折の後遺症でないのはどれか．

1. 血　胸
2. 腋窩神経損傷
3. 変形癒合
4. 外傷性関節症

1. 骨折端により胸膜や肺尖部が損傷されると，血胸や気胸が発生する．
2. 鎖骨骨折に合併する神経損傷としては腕神経叢損傷がある．
3. 整復位の保持が困難なため保存療法においては変形癒合に至る例が多いが，肩関節の運動における機能的問題は少ない．
4. 遠位端部骨折において肩鎖関節面に骨折が及ぶと，関節面での不整合が変形性関節症に移行することがある．

【解答】2

重要ポイント

（1）鎖骨骨折

整復法

坐位整復法（短縮転位の除去，下方転位の除去，遠位骨片と近位骨片の適合）．臥位整復法（両肩の外転）．

- 坐位整復法（図I-4-6 a）
  第1助手：両肩を外後方に引き，短縮転位を除去する．
  第2助手：上腕を外上方に持ち上げ，下方転位を除去する．
  術者：遠位骨片と近位骨片を適合させる．
- 臥位整復法（鎖骨整復台）（図I-4-6 b）
  患者：背臥位で両肩を外転させる（筋の弛緩により整復される）．

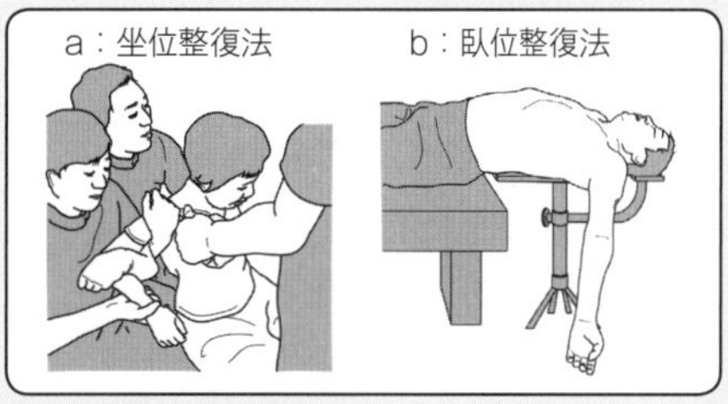

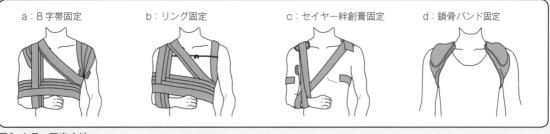

図I-4-6　整復法

固定法・後療法

固定肢位（胸を張った姿勢）．固定法（幼小児：8字帯固定，リング固定，成人：鎖骨バンド固定）．固定期間（幼小児：2〜3週間，成人：4〜6週間）．

- 固定肢位：胸を張った姿勢（両肩甲骨を後上方に挙上させた肢位）
- 固定方法（図I-4-7）
  幼小児：8字帯固定，リング固定
  成人：セイヤー（Sayre）絆創膏固定（転位軽度な例），鎖骨バンド固定
- 固定期間
  幼小児：2〜3週間，成人：4〜6週間
- 固定除去後早期からの肩関節90°以上の挙上運動は再転位の危険性があるため注意を要する．

a：8字帯固定　　b：リング固定　　c：セイヤー絆創膏固定　　d：鎖骨バンド固定

図I-4-7　固定方法

合併症

腕神経叢損傷．鎖骨下動脈損傷．血胸．気胸．変形癒合および偽関節．

- 神経・血管損傷：腕神経叢損傷，鎖骨下動脈損傷
- 胸膜および肺尖損傷：血胸，気胸
- 変形癒合および偽関節：機能的問題は少ない．
- 過剰仮骨形成：神経・循環障害の原因となる．
- 変形性肩鎖関節症（遠位端部骨折）

保存療法の限界

保存療法の限界（烏口鎖骨靱帯，粉砕骨折，第三骨片）．

- 粉砕骨折で整復位保持が困難なもの
- 直立した第三骨片により皮下貫通の恐れのあるもの（図I-4-8）
- その他：開放性骨折，胸膜や肺尖損傷の合併，神経や血管損傷の合併，軟部組織の介在による徒手整復不能例，有痛性偽関節など

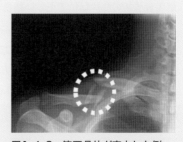

図I-4-8　第三骨片が直立した例

(2) 肩甲骨骨折

ポイント● 骨折部位による分類とその特徴

予想問題 4-12 □□□

肩甲骨体部骨折で誤っているのはどれか.

1. 縦骨折の発生が多い.
2. 骨片転位は比較的軽度である.
3. 患肢を内転位で保持する.
4. 肩の外転運動に障害がみられる.

1. 横骨折,縦骨折,粉砕骨折といった骨折型がみられるが,そのなかでとくに横骨折が多い.
2. 肩甲骨を取り囲む筋群により体部骨折では骨片転位が比較的軽度である.
3. 4. 受傷時には患肢を内転位に保持した状態となり,外転運動に制限がみられる.

【解答】1

予想問題 4-13 □□□

肩甲骨体部骨折の合併症で誤っているのはどれか.

1. 肋骨骨折
2. 血胸・気胸
3. 外傷性皮下気腫
4. 肩峰下インピンジメント症候群

1～3. 肩甲骨体部骨折は背部からの強大な直達外力によって発生することが多いため,受傷と同時に肋骨骨折を合併する場合もある.肋骨骨折を合併した場合はその二次的損傷により血胸や気胸,外傷性皮下気腫を伴うこともある.
4. 肩峰骨折で骨片転位が大きく下方転位が残存すると肩峰下インピンジメント症候群の原因となる.

【解答】4

予想問題 4-14 □□□

肩甲骨骨折の発生機序で正しい組合せはどれか.

1. 体部骨折 ——— 介達外力
2. 関節窩骨折 ——— 骨性バンカート（Bankart）損傷
3. 烏口突起骨折 ——— 肩関節前方脱臼に合併
4. 肩峰骨折 ——— 僧帽筋の牽引力

1. 背部を強打したことによる直達外力での発生が多い.
2. 肩関節脱臼時に合併する関節唇損傷で関節窩の骨折を伴う場合を骨性バンカート損傷という.
3. 烏口突起骨折は肩関節上方脱臼や鎖骨遠位端部骨折に合併して起こることが多い.
4. 肩峰骨折は転倒時の衝突による直達外力での発生が多いが,三角筋の牽引力によって発生することもある.

【解答】2

予想問題 4-15 □□□

肩甲骨骨折の骨片転位で正しい組合せはどれか.

1. 上角骨折 ——— 上外方転位
2. 下角骨折 ——— 後外上方転位
3. 外科頸骨折 ——— 下前内方転位
4. 烏口突起骨折 ——— 前上方転位

1. 上角骨折では肩甲挙筋の作用により骨片は上内方に転位する.
2. 下角骨折では大円筋,前鋸筋の作用により骨片は前外上方に転位する.
3. 外科頸骨折では遠位骨片は下前内方に転位する.
4. 烏口突起骨折では付着する上腕二頭筋長頭,烏口腕筋,小胸筋の作用により骨片は前下方に転位する.

【解答】3

重要ポイント

(2) 肩甲骨骨折

骨折部位による分類とその特徴

> 体部骨折（直達外力，横骨折，転位軽度，内転位保持，外転障害，肋骨骨折）．上角骨折（上内方転位，肩甲挙筋）．下角骨折（前外上方転位，大円筋，前鋸筋）．関節窩骨折（バンカート損傷，肩峰突出）．頸部骨折（外科頸骨折，解剖頸骨折，下前内方転位，肩関節前方脱臼）．烏口突起骨折（肩関節上方脱臼，鎖骨遠位端部骨折）．肩峰骨折（直達外力，三角筋，転位軽度，肩峰下インピンジメント）．

表 I-4-3 肩甲骨骨折の分類別特徴（図 I-4-9）

分類	発生機序	症状
体部骨折	● 直達外力での発生が多い．	● 横骨折が多い． ● 骨片転位は軽度である． ● 患肢を内転位で保持する． ● 肩の外転障害がみられる（腱板損傷との鑑別を要する）． ● 肋骨骨折を合併する（血胸や気胸を合併することがある）．
上角骨折		● 骨片の上内方転位（肩甲挙筋の作用）
下角骨折		● 骨片の前外上方転位（大円筋，前鋸筋の作用）
関節窩骨折	● 直達外力：後方からの強打 ● 介達外力：上腕骨頭の衝突 ● 肩関節脱臼発生時に合併する． ＝骨性バンカート（Bankart）損傷	● 上腕骨頭が内方へ移動する． ● 肩峰が突出する．
（頸部骨折） 外科頸骨折 解剖頸骨折	● 外科頸骨折のほうが多い．	● 肩峰が突出する（遠位骨片の下前内方転位）． ● 肩関節前方脱臼と外観が類似する．
烏口突起骨折	● 単独骨折は少ない（肩関節上方脱臼や鎖骨遠位端部骨折に合併する）．	● 付着する筋（上腕二頭筋短頭，烏口腕筋，小胸筋）の収縮により疼痛が増強する．
肩峰骨折	● 直達外力での発生が多い． ● 三角筋の牽引力でも発生する．	● 骨片転位は軽度である． ● 肩峰下インピンジメント症候群の原因となる（下方転位の残存による）． ● 肩峰骨との鑑別を要する．

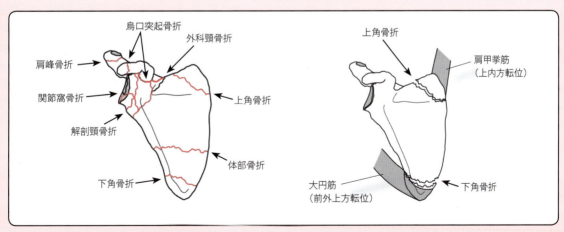

図 I-4-9　骨折部位による分類と骨片転位

5 上肢の骨折

（1）上腕骨近位端部骨折

ポイント● 骨折部位による分類

予想問題 5-1 □□□

関節包内での上腕骨近位端部骨折はどれか．

1. 解剖頸骨折
2. 外科頸骨折
3. 大結節骨折
4. 小結節骨折

上腕骨近位端部骨折は，骨折線が関節包内にある結節上骨折（骨頭骨折，解剖頸骨折）と関節包外にある結節下骨折（大結節骨折，小結節骨折，結節部貫通骨折，外科頸骨折）に分類できる．

【解答】1

1）上腕骨骨頭骨折，上腕骨解剖頸骨折

ポイント● 症　状

予想問題 5-2 □□□

上腕骨解剖頸骨折で誤っているのはどれか．

1. 高齢者に好発する骨折である．
2. 肩関節前方脱臼に合併したものをヒル・サックス（Hill-Sachs）損傷という．
3. 関節内血腫を認める．
4. 骨頭の阻血性壊死を起こす危険性がある．

1. 骨粗鬆症を基盤とした高齢者に好発する骨折であるが，上腕骨外科頸骨折ほど多くはない．
2. 肩関節前方脱臼に伴い上腕骨骨頭の後外側に発生した骨欠損（陥凹）をヒル・サックス損傷という．
3. 骨折部からの出血は関節腔内に貯留するため関節内血腫を認める．
4. 骨折により前・後上腕回旋動脈から分枝した血管が損傷を受けると，骨頭への血液供給が断たれるため阻血性壊死を起こす可能性が高くなる．

【解答】2

2）上腕骨外科頸骨折

ポイント● 特徴・発生機序

予想問題 5-3 □□□

上腕骨外科頸骨折で誤っているのはどれか．

1. 高齢者の転倒により発生することが多い．
2. 解剖頸骨折よりも発生頻度は高い．
3. 介達外力による受傷では外転型骨折になることが多い．
4. 直達外力による受傷では内転型骨折になりやすい．

1, 2. 骨粗鬆症を基盤とした高齢者に好発する骨折で，上腕骨近位端部での高齢者の骨折では最も多い．
3. 介達外力による受傷では手を衝いた場合は外転型骨折，内転位で手を衝いた場合は内転型骨折となるが，発生頻度としては外転型骨折が多い．
4. 三角筋部を外方から強打された場合のような直達外力による受傷では，骨折部が前内方凸に変形した外転型骨折に近い骨片転位になりやすい．

【解答】4

重要ポイント

（1）上腕骨近位端部骨折

骨折部位による分類（図Ⅰ-5-1）
- 結節上骨折（関節包内骨折）
  ・骨頭骨折
  ・解剖頸骨折
- 結節下骨折（関節包外骨折）
  ・大結節骨折
  ・小結節骨折
  ・結節部貫通骨折
  ・外科頸骨折

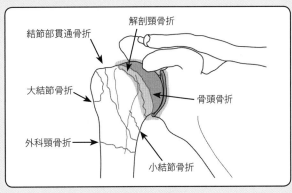

図Ⅰ-5-1　上腕骨近位端部骨折の分類

1）上腕骨骨頭骨折，上腕骨解剖頸骨折

関節包内骨折（関節血腫，骨癒合不良），阻血性骨頭壊死，骨頭骨折（腱板損傷，関節捻挫，ヒル・サックス損傷），解剖頸骨折（高齢者）．

表Ⅰ-5-1　骨頭骨折と解剖頸骨折の比較

	上腕骨骨頭骨折	上腕骨解剖頸骨折
発生機序	● 肩部を強打して発生する． ● 腱板損傷や関節捻挫と誤診されやすい． ● 肩関節前方脱臼に合併する． ＝ヒル・サックス（Hill-Sachs）損傷	● 肩部を強打して発生する． ● 高齢者に好発する．
関節内血腫	● 認める（腫脹は軽度）．	
後遺症	● 骨癒合は不良である． ● 阻血性骨頭壊死の危険性がある．	
	● 外傷性関節症の原因となる．	● 嵌合骨折では予後が良好である．

2）上腕骨外科頸骨折

特徴・発生機序

関節包外骨折．高齢者．介達外力（多い）．外転型骨折（多い）．内転型骨折．

- 骨粗鬆症を基盤とするため高齢者に好発する（解剖頸骨折よりも多い）．
- 介達外力（多い）（図Ⅰ-5-2）
  ・肩外転位で手や肘をついての転倒⇒外転型骨折となる（多い）．
  ・肩内転位で手や肘をついての転倒⇒内転型骨折となる．
- 直達外力（まれ）
  ・三角筋部の強打⇒外転型骨折になりやすい．

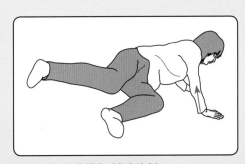

図Ⅰ-5-2　発生機序（介達外力）
肩外転位で手掌をついて転倒した際に，上肢長軸の遠位方向より介達外力が加わり受傷する．

（1）上腕骨近位端部骨折

ポイント● 骨片転位

予想問題 5-4 □□□

上腕骨外科頸外転型骨折の骨片転位で正しいのはどれか．

1. 上腕骨の骨幹軸は外方を向く．
2. 近位骨片は軽度外転位を呈する．
3. 遠位骨片は内転位をとり，前外上方に短縮転位する．
4. 肩峰-大結節間の距離は増大する．

1. 上肢は外転位をとるため，上腕骨の骨幹軸は内方を向く．
2. 近位骨片は軽度内転位を呈する．
3. 遠位骨片は外転位をとり，前内上方に短縮転位する．
4. 近位骨片が軽度内転位を呈することにより，肩峰-大結節間は拡大し距離は増大する．

【解答】4

ポイント● 症状・鑑別診断

予想問題 5-5 □□□

上腕骨外科頸骨折の症状で誤っているのはどれか．

1. 解剖頸骨折に比べて腫脹は著明である．
2. 上腕内側から前胸部にかけて皮下出血斑がみられる．
3. 骨折端が嵌合した完全骨折では肩関節の自動運動がわずかに可能である．
4. 異常可動性および軋轢音は著明に確認できる．

1. 関節包内骨折である解剖頸骨折に比べて，関節包外骨折である外科頸骨折では腫脹が著明である．
2. 受傷後の時間経過に伴い皮下出血斑は上腕内側から前胸部へと拡がる．
3. 完全骨折では肩の運動が著しく制限されるが，骨折端が嵌合している場合は自動運動がわずかに可能である．
4. 骨折部が深部に位置することから異常可動性および軋轢音は確認しづらく，とくに骨折端が嵌合している場合は認めないこともある．

【解答】4

予想問題 5-6 □□□

上腕骨外科頸外転型骨折と肩関節前方脱臼の鑑別で誤っている組合せはどれか．

1. 外転型骨折 ──── 高齢者
2. 前方脱臼 ──── 三角筋の膨隆消失
3. 外転型骨折 ──── 肩峰下の空虚
4. 前方脱臼 ──── 弾発性固定

　上腕骨外科頸外転型骨折と肩関節前方脱臼は受傷時の外観が類似しているため，以下のポイントをもとにした鑑別が必要となる．骨折は高齢者，脱臼は成人に好発し，三角筋部の外観は骨折では腫脹により膨隆が著明となるが，脱臼ではそれが消失する．さらに，肩峰下を触知すると骨折では骨頭を触れることができるが，脱臼では骨頭を触知できず空虚となる．また，患肢の肩を他動的に動かした場合，骨折では著しい運動制限を認めるが，脱臼では少し動かした後，手を離すと元の肢位に戻る弾発性固定が確認できる．

【解答】3

重要ポイント

（1）上腕骨近位端部骨折

骨片転位

外転型骨折（内方，前内方凸，近位骨片：軽度内転位，遠位骨片：外転位，肩峰-大結節間：拡大）．
内転型骨折（外方，前外方凸，近位骨片：軽度外転位，遠位骨片：内転位，肩峰-大結節間：接近）．

表Ⅰ-5-2　外転型骨折と内転型骨折の比較

	外転型骨折	内転型骨折
骨幹軸	内方を向く（外転）	外方を向く（内転）
骨折部の変形	前内方凸	前外方凸
近位骨片	軽度内転位	軽度外転位
遠位骨片	外転位　前内上方転位	内転位　前外上方転位
肩峰-大結節間	拡大する	接近する

症状・鑑別診断

皮下出血斑（前胸部），肩の運動制限障害（噛合骨折），異常可動性および軋轢音（証明しにくい），外科頸外転型骨折（高齢者，三角筋部：腫脹著明，肩峰下に骨頭触知，肩の運動制限），肩関節前方脱臼（成人，三角筋部：膨隆消失，肩峰下の空虚，弾発性固定）．

- 腫脹：著明
- 皮下出血斑：上腕内側部～前胸部
- 運動制限：肩関節の運動が制限される（噛合骨折ではわずかに自動運動が可能である）．
- 異常可動性および軋轢音：骨折部が深部に位置するため証明しにくい（骨折端が噛合している場合はとくに証明しにくい）．

表Ⅰ-5-3　上腕骨外科頸外転型骨折と肩関節前方脱臼の鑑別ポイント

	上腕骨外科頸骨折（外転型骨折）	肩関節前方脱臼
好発年齢	高齢者	成人
三角筋部の外観	腫脹著明	膨隆消失
骨頭の位置	正常（肩峰下に触知）	異常（肩峰下の空虚）
関節運動	肩の運動制限	弾発性固定

（1）上腕骨近位端部骨折

ポイント● 固定法

予想問題 5-7 ☐☐☐

上腕骨外科頸骨折の固定法で正しいのはどれか．

1. 当初は外転型骨折では外転位，内転型骨折では内転位で固定する．
2. 内転位での固定にはミッテルドルフ（Middeldorpf）三角副子を用いる．
3. ハンギングキャスト法での過度な牽引は変形癒合を招く．
4. 固定期間は4～6週間とする．

1. 遠位骨片を近位骨片に適合させた整復位が当初の固定肢位となるため，外転型骨折では内転位，内転型骨折では外転位で固定する．
2. ミッテルドルフ三角副子は肩の外転位固定を目的とした固定具である．
3. ハンギングキャスト法で骨折部に加わる持続的な牽引力が強すぎると骨折端間が離れてしまい遷延癒合や偽関節を発生させる危険性がある．
4. 固定期間は4～6週間を必要とするが，2～3週間後の仮骨形成を待ってその後は徐々に固定肢位を良肢位へと変更する．

【解答】4

ポイント● 合併症

予想問題 5-8 ☐☐☐

上腕骨外科頸骨折の合併症で誤っているのはどれか．

1. 腋窩神経の損傷は三角筋麻痺による肩の外転運動障害によって確認する．
2. 腋窩動脈の損傷は橈骨動脈の拍動によって確認する．
3. ハンギングキャスト法を用いると骨頭の下方偏位を合併することがある．
4. 固定による関節拘縮ではとくに肩の外転・外旋運動が制限される．

1. 外科頸骨折では元来，骨折により肩の運動は著しく制限されているため，外転運動障害を確認することで腋窩神経損傷の合併を判断するのは困難である．通常，腋窩神経損傷の合併は肩外側にある固有知覚領域での知覚障害の有無によって判断する．
2. 橈骨動脈の拍動の減弱（または消失）を確認することで腋窩動脈損傷の合併を判断する．
3. ハンギングキャスト法を用いると固定中に骨頭が下方に偏位し肩の関節不安定性を生じることがある．
4. 肩関節を固定することにより発生する関節拘縮では，一般的に内転・内旋運動よりも外転・外旋運動の制限のほうが大きい．

【解答】1

3）上腕骨大結節骨折，上腕骨小結節骨折

ポイント● 特　徴

予想問題 5-9 ☐☐☐

上腕骨大結節骨折で誤っているのはどれか．

1. 棘上筋の牽引力によって裂離骨折を起こす．
2. 肩関節前方脱臼に合併することが多い．
3. 肩関節外転・外旋位で固定する．
4. 上腕二頭筋長頭腱の脱臼を合併する．

1～3．大結節骨折は肩関節前方脱臼時に棘上筋の牽引力によって裂離骨折として発生することが多い．そのため固定の際は筋の作用を働かせないよう肩を外転・外旋位で固定する．
4．上腕二頭筋長頭腱の脱臼は小結節骨折に合併することが多い．

【解答】4

重要ポイント

（1）上腕骨近位端部骨折

整復法・固定法

> 内転位固定，外転位固定，ミッテルドルフ三角副子固定，ハンギングキャスト法，固定期間（4～6週間）．

- 屈曲整復法
  - 両骨折端が横径の1/2以上接していて屈曲変形が30°以内（高齢者では40°）の場合は整復は不要である．
- 固定肢位：内転位（外転型骨折），外転位（内転型骨折）
- 固定方法：ミッテルドルフ（Middeldorpf）三角副子固定，ハンギングキャスト法など（図I-5-3）
- 固定期間：4～6週間（2～3週間後に良肢位に戻す）

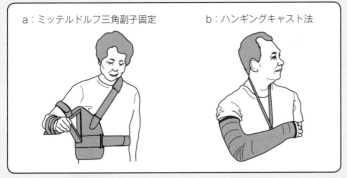

a：ミッテルドルフ三角副子固定　　b：ハンギングキャスト法

図I-5-3　固定方法

ハンギングキャスト法の禁忌
- 臥床を必要とする場合
- 小児の場合
- 治療への協力が得られない場合
- 意識障害のある場合

合併症

> 腋窩神経損傷（知覚障害，三角筋麻痺），腋窩動脈損傷，肩の外転・外旋運動制限．

- 神経損傷：腋窩神経損傷（肩外側の知覚障害の確認）（図I-5-4）
- 血管損傷：腋窩動脈損傷（橈骨動脈の拍動の確認）
- 関節拘縮：肩の外転および外旋運動が制限される．

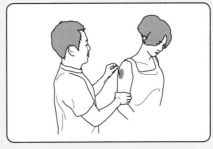

図I-5-4　腋窩神経損傷（知覚障害の確認）

3）上腕骨大結節骨折，上腕骨小結節骨折

> 大結節骨折（棘上筋，肩関節前方脱臼，外転・外旋位固定，肩峰下インピンジメント症候群）．
> 小結節骨折（肩甲下筋，肩関節後方脱臼，内転・内旋位固定，上腕二頭筋長頭腱脱臼）．

表I-5-4　大結節骨折と小結節骨折の比較

	上腕骨大結節骨折	上腕骨小結節骨折
発生機序	● 直達外力⇒単独骨折 ● 棘上筋の牽引力⇒裂離骨折 ● 肩関節前方脱臼に合併する．	● 直達外力⇒単独骨折 ● 肩甲下筋の牽引力⇒裂離骨折 ● 肩関節後方脱臼に合併する．
固定肢位	● 肩関節外転・外旋位	● 肩関節内転・内旋位
合併症	● 肩峰下インピンジメント症候群 （骨片転位の残存が原因）	● 上腕二頭筋長頭腱の脱臼

(2) 上腕骨骨幹部骨折

ポイント● 特徴・発生機序

予想問題 5-10 □□□

上腕骨骨幹部骨折で正しいのはどれか．

1. 比較的発生頻度の高い骨折で，高齢者に好発する．
2. 手掌をついて転倒した場合は横骨折になることが多い．
3. 自家筋力による発生として投球骨折がある．
4. 螺旋状骨折では遠位骨片が内旋転位するものが多い．

1. 全骨折中の約5％の発生頻度でそれほど頻発する骨折ではない．また，偏った年齢層に好発することはなく幅広い層でみられる骨折である．
2. 手掌をついて転倒した場合のような介達外力による受傷では螺旋状骨折や斜骨折になりやすい．
3. 野球またはやり投げのような投球（投てき）動作や腕相撲などの際に，自家筋力が作用して上腕骨が強く捩られることで骨折する場合がある．
4. 上腕骨に作用する捻転力は近位に内旋力，遠位に外旋力が働くことが多いため，螺旋状骨折では遠位骨片が近位骨片に対して外旋転位するものがほとんどである．

【解答】3

ポイント● 骨片転位

予想問題 5-11 □□□

上腕骨骨幹部骨折の骨片転位で正しい組合せはどれか．

1. 近位の骨折の近位骨片 ── 外上方
2. 近位の骨折の遠位骨片 ── 内　方
3. 遠位の骨折の近位骨片 ── 前内方
4. 遠位の骨折の遠位骨片 ── 後上方

　三角筋付着部より近位の骨折では近位骨片が内方（大胸筋，大円筋，広背筋の作用），遠位骨片が外上方（三角筋，上腕二頭筋，上腕三頭筋の作用）に転位する．一方，遠位の骨折では近位骨片が前外方（三角筋の作用），遠位骨片が後上方（上腕二頭筋，上腕三頭筋の作用）に転位する．

【解答】4

ポイント● 症　状

予想問題 5-12 □□□

上腕骨骨幹部骨折で正しいのはどれか．

1. 近位の骨折では骨折部が前外方凸変形を呈する．
2. 上腕部に出現した皮下出血斑は肘関節から前腕部へと拡がる．
3. 不全骨折が多いため異常可動性や軋轢音はほとんど確認できない．
4. 肩関節だけでなく肘関節や手関節にも運動制限を認めることが多い．

1. 三角筋付着部より近位の骨折では近位骨片の骨折端が内方に突出するため，骨折部は前内方凸変形を呈する．
2. 皮下出血斑は上腕内側〜肘関節および前腕内側へと拡がる．
3. この部位での骨折は骨片が大きく転位した完全骨折が多いため，異常可動性や軋轢音は著明に確認できる．
4. 橈骨神経の損傷を合併していない場合は前腕の回旋や手関節の運動に制限はみられない．

【解答】2

重要ポイント
(2) 上腕骨骨幹部骨折

特徴・発生機序

> 直達外力（横骨折，粉砕骨折），介達外力（螺旋状骨折，斜骨折，外旋転位）．

- 全骨折の約5%を占め，どの年齢層でも発生する．
- 直達外力
  ・転倒や交通事故など⇒横骨折，粉砕骨折など（開放性骨折の場合もある）
- 介達外力
  ・手掌や肘をついての転倒
  ・自家筋力によるもの（投球骨折，腕相撲骨折） ⇒螺旋状骨折，斜骨折
  ・遠位骨片が近位骨片に対して外旋転位するものが多い．

骨片転位

> 近位の骨折（近位骨片：内方転位，大胸筋，大円筋，広背筋，遠位骨片：外上方転位，三角筋，前内方凸変形）．
> 遠位の骨折（近位骨片：前外方転位，三角筋，遠位骨片：後上方転位，前外方凸変形）．

表I-5-5 三角筋付着部より近位および遠位の骨折の比較

		三角筋付着部より近位の骨折	三角筋付着部より遠位の骨折
近位骨片	転位	内方	前外方
	作用筋	大胸筋，大円筋，広背筋	三角筋
遠位骨片	転位	外上方	後上方
	作用筋	三角筋，上腕二頭筋，上腕三頭筋	上腕二頭筋，上腕三頭筋
骨折部の変形		前内方凸	前外方凸

症状

> 皮下出血斑（前腕内側）．

- 腫脹：上腕部全体に著明
- 皮下出血斑：上腕内側〜肘関節および前腕内側
- 異常可動性および軋轢音：著明（骨片転位の大きな完全骨折が多い）
- 運動制限：神経損傷の合併がなければ前腕の回旋や手関節の運動の制限は少ない．

（2）上腕骨骨幹部骨折

ポイント● 固定法

予想問題 5-13 ☐☐☐

上腕骨骨幹部骨折の固定法で正しいのはどれか．

1. 近位の骨折では肩関節を外転 70～80°で固定する．
2. 遠位の骨折に対してはミッテルドルフ（Middeldorpf）三角副子を用いて固定する．
3. U字副子固定はハンギングキャスト法を改良した固定法である．
4. 固定期間は横骨折で 8 週間，斜骨折で 10 週間が必要である．

1. 三角筋付着部より近位の骨折では内方に転位している近位骨片に遠位骨片を適合させるように整復するため，当初の固定肢位は肩関節内転位（または内外転 0°）とする．
2. 遠位の骨折では前外方に転位している近位骨片に遠位骨片を適合させたうえで，肩関節は外転 70～80°，水平屈曲 30～45°の肢位で固定する．そのため，固定具としてミッテルドルフ三角副子を用いることがある．
3. U字副子固定は腋窩～肘～三角筋部の範囲にU字型の副子（キャスト材を用いる）を当て，包帯で固定する方法で，機能的装具固定の前段階で用いられることが多い．ハンギングキャスト法のように骨折部に持続的牽引力を加える固定法とは異なる．
4. 固定期間は斜骨折で 8 週間，横骨折で 10 週間を要する．

【解答】2

予想問題 5-14 ☐☐☐

上腕骨骨幹部骨折に対して機能的装具（functional brace）固定を行う目的はどれか．

1. 横骨折に対して骨癒合を促進する．
2. 螺旋状骨折に対して固定中の再転位を防止する．
3. 整復直後に用いることで腫脹の減退を促進する．
4. 固定中であっても肩関節と肘関節の自動運動を可能にする．

機能的装具固定は固定範囲を骨折部に限るため，固定中でも肩関節や肘関節の自動運動が可能となり関節拘縮を予防することができる．ただし，腫脹が著しい急性期では適用できないため，当初はU字副子などで固定し腫脹が消退した後に使用する．多少の屈曲変形を残す可能性はあるが，肩の機能上で問題となることは少ない．

【解答】4

ポイント● 合併症・予後

予想問題 5-15 ☐☐☐

上腕骨骨幹部骨折の合併症で正しいのはどれか．

1. 斜骨折や螺旋状骨折では偽関節が発生しやすい．
2. わずかな変形癒合であっても機能障害が大きい．
3. 橈骨神経麻痺を合併すると下垂手となる．
4. 骨折部が肘関節に近い場合は外反変形を後遺しやすい．

1. 偽関節は近位骨片と遠位骨片の接触面積が小さい横骨折で発生しやすい．
2. 多少の骨片転位を残存し変形癒合しても，肩甲骨の代償作用が働くため肩関節の運動における機能障害は少ない．
3. 橈骨神経損傷を合併すると手関節の背屈，手指の伸展運動が麻痺した下垂手変形を呈する．
4. 骨折部が肘関節に近いほど上腕骨顆上骨折と同様に遠位骨片は内反位をとりやすくなる．

【解答】3

重要ポイント

（2）上腕骨骨幹部骨折

整復法・固定法

> 牽引直圧整復法（屈曲転位，短縮転位，捻転転位，側方転位），内転位固定（近位の骨折），外転位固定（遠位の骨折），ハンギングキャスト法，U字副子固定，機能的装具固定，固定期間（8～10週間）．

- 牽引直圧整復法
  - 牽引→屈曲転位，短縮転位を除去する．
  - 直圧→捻転転位，側方転位を除去する．
- 固定肢位
  - 近位の骨折：肩関節内転位または0°（→徐々に外転位へ），肘関節90°屈曲位，前腕中間位
  - 遠位の骨折：肩関節外転70～80°，水平屈曲30～45°，肘関節90°屈曲位，前腕中間位
- 固定方法（図Ⅰ-5-5）
  - ミッテルドルフ三角副子固定，ハンギングキャスト法，U字副子固定，機能的装具固定（functional brace）など
- 固定期間：8週間（斜骨折）～10週間（横骨折）

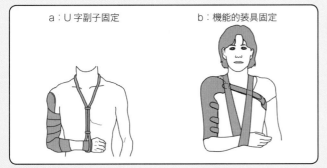

図Ⅰ-5-5　固定方法

機能的装具固定の特徴
- 骨幹部中央1/3および遠位1/3境界部付近の斜骨折や螺旋状骨折に適応がある．
- 固定中でも肩関節または肘関節の自動運動が可能である．
- 屈曲変形が残る欠点はあるが，25°以下の変形であれば機能的に問題はない．

合併症・予後

> 偽関節（横骨折，緻密質，固定困難），橈骨神経損傷（下垂手，知覚障害）．

- 偽関節
  - **偽関節が多い要因**
    - 横骨折では近位骨片と遠位骨片の接触する面積が小さい．
    - 緻密質に富む部位のため仮骨形成が不利である．
    - 整復位保持の固定が困難である．
- 橈骨神経損傷：下垂手，知覚障害（母指～示指～中指の橈背側）（図Ⅰ-5-6）
- 予後
  - 偽関節や高度な橈骨神経麻痺を合併した例は不良となる．
  - 多少の短縮転位が残存しても機能障害は少ない．
  - 骨折部が肘関節に近いものほど内反変形を起こしやすい．

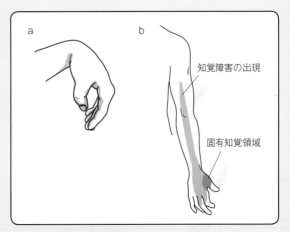

図Ⅰ-5-6　橈骨神経損傷
手関節の背屈，手指の伸展が麻痺した変形を下垂手（a）という．
橈骨神経の知覚障害は固有知覚領域（b）で確認する．

(3) 上腕骨遠位端部骨折

1) 上腕骨顆上骨折

ポイント● 特徴・発生機序

予想問題 5-16 □□□

上腕骨顆上骨折で正しいのはどれか.

1. 幼小児期の女児に多く発生する.
2. 関節内骨折である.
3. 肘関節屈曲位で受傷する屈曲型骨折が多い.
4. 伸展型骨折は前方凸の屈曲力により発生する.

1. 5～10歳の幼小児期に多く発生し,男児に多い(男女比はおよそ2:1).
2. 上腕骨顆上部は関節包外であるため,原則として上腕骨顆上骨折は関節外骨折である.
3. 肘関節伸展位で手掌をついて転倒することで受傷する伸展型骨折が多い.
4. 伸展型骨折では前方凸,屈曲型骨折では後方凸の屈曲力を受けて受傷する.

【解答】4

ポイント● 骨片転位・症状

予想問題 5-17 □□□

上腕骨顆上骨折の症状で正しいのはどれか.

1. 伸展型骨折では骨折線が後方から前上方に走行する.
2. 屈曲型骨折では遠位骨片が後上方に転位する.
3. 遠位骨片は外転・外旋転位することが多い.
4. X線像におけるファットパッドサイン(fat pad sign)は関節包内での骨折を疑わせる.

1. 伸展型骨折では骨折線が前方から後上方に走行し,遠位骨片が後上方に転位する.
2. 屈曲型骨折では骨折線が後方から前上方に走行し,遠位骨片が前上方に転位する.
3. 上腕骨の遠位端部では外側に比べて内側の骨膜のほうが厚く強靱なため,伸展型骨折での遠位骨片は後方への転位とともに内転・内旋転位することが多い.
4. ファットパッドサインとはX線像において肘頭窩あるいは鈎突窩にある脂肪体が関節包内での骨折部から出血した血腫により上方に押し上げられて描出される透亮像のことである.

【解答】4

ポイント● 鑑別診断

予想問題 5-18 □□□

肘関節後方脱臼に対する上腕骨顆上骨折の鑑別で正しいのはどれか.

1. 腫脹は時間経過とともに漸次出現する.
2. 他動的に患肢を運動させると弾発性に固定される.
3. ヒューター(Hüter)線よりも肘頭は近位側に位置する.
4. 健側と比較すると前腕長は不変であるが上腕長は短縮する.

1. 上腕骨顆上骨折では腫脹は受傷後早期に出現する.
2. 上腕骨顆上骨折の完全骨折では他動的に患肢を運動させると異常可動性が確認できる.
3. 上腕骨顆上骨折ではヒューター線(内側上顆と外側上顆を結んだ線)上に肘頭は位置している.
4. 上腕骨顆上骨折では遠位骨片の転位により外側上顆が近位側に移動するため上腕長(肩峰-外側上顆間)は短縮するが,前腕長(外側上顆-橈骨茎状突起間)は不変である.

【解答】4

（3）上腕骨遠位端部骨折

1）上腕骨顆上骨折

特徴・発生機序

> 幼小児期．伸展型骨折（前方凸の屈曲力），屈曲型（後方凸の屈曲力）．

- 幼小児期（5〜10歳）の男児に多く発生する（幼小児の肘関節周辺部での骨折の約60％）．
- 介達外力
  ・肘関節伸展位で手掌をついて転倒（前方凸の屈曲力）⇒伸展型骨折となる（多い）．
  ・肘関節屈曲位で肘部を強打して転倒（後方凸の屈曲力）⇒屈曲型骨折となる．

骨片転位・症状

> 伸展型骨折（骨折線：前方から後上方，遠位骨片：後上方）．屈曲型骨折（骨折線：後方から前上方，遠位骨片：前上方）．肘関節の運動制限．肘頭の突出．遠位骨片の内旋・内転転位．

表I-5-6　伸展型骨折と屈曲型骨折の比較

	伸展型骨折	屈曲型骨折
骨折線	前方から後上方	後方から前上方
遠位骨片の転位	後上方	前上方

- 疼痛：限局性圧痛，自発痛，運動痛すべてで著明
- 腫脹：肘関節全体に著明
- 運動制限：肘関節の運動が制限される（とくに屈伸運動）．
- 異常可動性および軋轢音：転位がある場合は著明に認める．
- 変形：肘頭が突出しクランク状に変形する（前後径の増大）．
  遠位骨片は内転・内旋転位することが多い（横径の増大）．
- X線像：ファットパッドサイン（fat pad sign）は骨折の所見と判断する．

鑑別診断

> 上腕骨顆上伸展型骨折（幼小児，異常可動性，上腕長短縮）．肘関節後方脱臼（青壮年，弾発性固定，肘頭高位）．

表I-5-7　上腕骨顆上伸展型骨折と肘関節後方脱臼の鑑別ポイント

	上腕骨顆上骨折（伸展型骨折）	肘関節後方脱臼
好発年齢	幼少児	青壮年
疼痛	限局性圧痛	持続的脱臼痛
腫脹	早期に出現	漸次出現
他動運動	異常可動性	弾発性固定
肘頭の位置	正常（ヒューター線上）	高位
上腕長	短縮	不変

(3) 上腕骨遠位端部骨折

ポイント● 固定法

予想問題 5-19 □□□

上腕骨顆上骨折の治療法で正しいのはどれか.

1. 短縮転位と側方転位の残存はリモデリングが期待できない.
2. 伸展型骨折では肘関節鋭角屈曲位,前腕回内位で固定する.
3. 固定範囲は上腕近位～前腕遠位までとする.
4. 固定期間は約8週間を要する.

1. 短縮転位と側方転位については約20％程度のリモデリングが期待できるとされる.自家矯正されないのは回旋転位である.
2. 伸展型骨折では肘関節90～100°屈曲位,前腕回内位で固定する.肘関節を鋭角屈曲位とするのは残存する骨折部後方の骨膜を上腕三頭筋とともに内副子として働かせて遠位骨片の後方転位の矯正保持に作用させるためである.また,前腕を回内位とするのは円回内筋を弛緩させることで遠位骨片の再転位を防ぐことを目的としている.
3. 4. 固定範囲は上腕近位(または肩関節)からMP関節手前までとし,期間は約4週間を要する.

【解答】2

ポイント● 合併症

予想問題 5-20 □□□

上腕骨顆上骨折の合併症で正しいのはどれか.

1. 尺骨神経損傷が多発する.
2. 前腕伸筋群の循環障害によりフォルクマン(Volkmann)拘縮を引き起こす.
3. 固定除去後の強制的な他動運動は骨化性筋炎の原因となる.
4. 遠位骨片の内転転位を残すと肘の屈曲運動が制限される.

1. 神経損傷は遠位骨片の後内側転位による橈骨神経損傷,後外側転位による正中神経損傷が多い.
2. 前腕屈筋群の循環障害により,手関節屈曲位,MP関節過伸展位,PIP・DIP関節屈曲位の不可逆性変化に陥った状態をフォルクマン拘縮という.
3. 骨化性筋炎とは外傷時に筋組織内に形成された血腫が吸収されずに骨化現象を生じたもので,強制的な他動運動は発生の原因となる.
4. 遠位骨片の後方転位が除去されずに変形癒合に至ると肘の屈曲運動が制限される.

【解答】3

予想問題 5-21 □□□

上腕骨顆上骨折整復後のX線検査で誤っているのはどれか.

1. バウマン(Baumann)角の減少は遠位骨片の内転転位が残存していることを示す.
2. carrying angle(運搬角)が0°に満たない場合は内反肘変形とみなす.
3. tilting angle(上腕骨小頭傾斜角)の減少は肘の伸展運動制限の原因となる.
4. 固定した状態ではcarrying angleの計測はできない.

1. バウマン角が正常値(10～20°)よりも減少した状態は遠位骨片の内転転位の残存を示している.
2. carrying angleの正常値は5～15°であるが,0°に満たない場合は内反肘変形を意味する.
3. tilting angleが正常値(30～45°)よりも減少した状態は遠位骨片の後方転位の残存を示しており,その状態での変形癒合は肘関節の屈曲運動を制限する.
4. バウマン角とtilting angleは肘関節屈曲位で計測するが,carrying angleは肘関節伸展位でのX線撮影が必要であるため固定した状態での計測はできない.

【解答】3

重要ポイント
(3) 上腕骨遠位端部骨折

整復法・固定法

> 肘関節 90～100°屈曲位＋前腕回内位固定．肘関節 80～90°屈曲位＋前腕回内回外中間位固定．固定範囲（上腕近位～MP 関節手前）．固定期間（約 4 週間）．

- 徒手整復の原則（伸展型骨折）
  - 長軸方向への牽引＋側方から圧迫する（短縮転位と側方転位の除去）．
    →遠位骨片の回旋転位を除去する．
    →遠位骨片を後方から圧迫する（肘関節屈曲による後方転位の除去）．
- 固定肢位
  - 伸展型骨折：肘関節 90～100°屈曲位，前腕回内位
  - 屈曲型骨折：肘関節 80～90°屈曲位，前腕回内回外中間位
- 固定範囲：上腕近位（または肩関節）～MP 関節手前
- 固定期間：約 4 週間

合併症

> 橈骨神経損傷．正中神経損傷．阻血性拘縮（前腕屈筋群，フォルクマン拘縮）．骨化性筋炎．屈曲運動制限．内反肘変形．

- 神経損傷：橈骨神経，正中神経の損傷が多い．
- 阻血性拘縮：前腕屈筋群の循環障害
  →手関節掌屈位，MP 関節過伸展位，PIP・DIP 関節屈曲位〔フォルクマン（Volkmann）拘縮〕
- 骨化性筋炎：強制他動運動などの暴力的手技による．
- 肘の屈曲運動制限：遠位骨片の後方転位の残存による．
- 内反肘変形：遠位骨片の内転・内旋転位の残存による．

鑑別判断

表 I-5-8　骨片転位の X 線評価

	Baumann angle；BA（バウマン角）	carrying angle；CA（運搬角）	tilting angle；TA（上腕骨小頭傾斜角）
測定法	正面像 上腕骨長軸に引いた垂線と外側骨端線との角度	正面像 上腕骨長軸と尺骨長軸との角度	側面像 上腕骨長軸と上腕骨顆部との角度
正常値	10～20°	5～15°（男子＜女子）	30～45°
意義	減少＝内反肘	増加（20°以上）＝外反肘 減少（0°未満）＝内反肘	減少＝肘の屈曲運動制限
X 線像（イラスト）			

(3) 上腕骨遠位端部骨折

2) 上腕骨外顆骨折

ポイント● 特徴・発生機序

予想問題 5-22 □□□

上腕骨外顆骨折で正しいのはどれか.

1. 幼小児に発生する肘周辺部の骨折では最も多い.
2. 関節外骨折である.
3. 肘関節伸展位で外反力が加わるとプル・オフ（pull off）型になる.
4. プッシュ・オフ（push off）型は橈骨頭が上腕骨遠位端の外側部に衝突して発生する.

1. 幼小児の肘関節周辺部での骨折の約20％を占め，上腕骨顆上骨折に次ぐ発生率である.
2. 骨折線が上腕骨遠位端での橈骨または尺骨との関節面に至る関節内骨折である.
3. プル・オフ型は肘関節伸展位で内反力が加わった際に前腕伸筋群の牽引によって発生する裂離骨折のタイプである.
4. プッシュ・オフ型は肘関節伸展位または軽度屈曲位で外反力が加わり，橈骨頭が上腕骨遠位端の外側部に衝突して発生するタイプである.

【解答】4

ポイント● 症状

予想問題 5-23 □□□

上腕骨外顆骨折の骨片転位で誤っているのはどれか.

1. 関節軟骨の連続性が保たれている場合，骨片はほとんど転位しない.
2. プル・オフ（pull off）型で内反力が強いほど骨片転位も大きい.
3. 前腕伸筋群や外側側副靱帯の牽引力により骨片が回転転位を起こす.
4. 骨片の回転転位は後外下方に転位することが多い.

1. 関節軟骨の一部で連続性が保たれている場合は，骨片はほとんど転位せず骨折部は安定している.
2〜4. プル・オフ型で内反力が強いほど前腕伸筋群や外側側副靱帯の牽引作用も大きくなり，骨片の外方への側方転位や前外下方への回転転位の程度も大きくなる.

【解答】4

予想問題 5-24 □□□

上腕骨外顆骨折の症状で誤っているのはどれか.

1. 肘関節外側部を中心に腫脹を認める.
2. 運動痛は前腕の回内時に増強する.
3. ソルター・ハリス（Salter-Harris）分類のⅠ型またはⅡ型になるものが多い.
4. 転位軽度な場合は症状も比較的軽度なため捻挫と誤診されやすい.

1. 初期の段階では腫脹は肘関節外側部に認め，内側にはみられない.
2. 転位軽度な場合は肘関節の屈伸運動が可能なことが多い. ただし，前腕の回内運動により伸筋群が牽引されると外顆部の疼痛が増強する特徴がある.
3. 骨折線が上腕骨と前腕両骨の関節面に及ぶことからソルター・ハリス分類ではⅢ型またはⅣ型となる.
4. 転位軽度な場合は腫脹および疼痛も軽度なことから捻挫と誤診されやすい.

【解答】3

重要ポイント
（3）上腕骨遠位端部骨折

2）上腕骨外顆骨折

特徴・発生機序（図I-5-7）

> 幼小児期．関節内骨折．プル・オフ型（内反力）．プッシュ・オフ型（外反力）．

- 上腕骨遠位端部骨折では顆上骨折に次いで多い（幼小児の肘関節周辺部での骨折の約20%）．
- 関節内骨折である．
- プル・オフ（pull off）型
  - 肘関節伸展位で内反力（前腕伸筋群の牽引力）
  - ⇒骨折線は上腕骨外顆の上から上腕骨滑車の中央溝へ走る．
- プッシュ・オフ（push off）型
  - 肘関節伸展位または軽度屈曲位で外反力（橈骨頭の突き上げ）
  - ⇒骨折線は上腕骨小頭滑車間溝から上腕骨外顆の上へ走る．

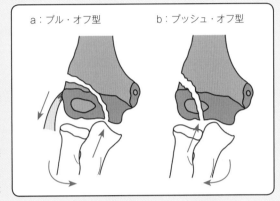

図I-5-7 発生機序

症　状

> 圧痛および腫脹（外顆部）．肘の運動制限（屈伸運動，回内運動）．

- 疼痛：外顆部の限局性圧痛
- 腫脹：肘関節外側部に著明（転位軽度の場合は腫脹も軽度）
- 運動制限：転位軽度の場合は肘関節の屈伸運動はある程度可能である．前腕の回内運動時に疼痛が増強する．
- 異常可動性および軋轢音：外顆部で骨片を触知できることがある．
- ソルター・ハリス（Salter-Harris）分類のⅢ型またはⅣ型が多い．

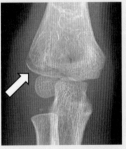

図I-5-8 上腕骨外顆骨折のX線像
転位がほとんどない安定型（ヤコブ分類のタイプA）

重要ポイント＋ 骨片転位の程度による分類（図I-5-8）

・ヤコブ（Jakob）分類

タイプA	タイプB	タイプC
・転位がほとんどないもの．（関節軟骨の連続性が保たれている） ・骨片は安定している．	・軽度の側方転位があるもの． ・骨折部は関節液に満たされるため骨癒合が障害される．	・回転転位を伴うもの． ・骨片は外側側副靱帯や前腕伸筋群に引かれ前外下方に回転する．

（3）上腕骨遠位端部骨折

ポイント● 治療方針・固定法

予想問題 5-25 □□□

上腕骨外顆骨折の治療法で誤っているのはどれか．

1. ほとんど転位のないものは整復を行わず固定のみとする．
2. 骨片が回転転位を起こしているものは観血療法の適応となる．
3. 固定肢位は肘関節90°屈曲位，前腕回内位とする．
4. 固定期間は3〜4週間を要する．

1，3，4．ほとんど転位のないものは整復を行わず，肘関節90°屈曲位，前腕回外位で上腕近位部からMP関節手前までの範囲を3〜4週間固定する．
2．側方転位の大きいもの（3 mm以上の離開）や回転転位を起こしているものは，徒手整復が困難なため，観血療法の適応となる．

【解答】3

ポイント● 合併症

予想問題 5-26 □□□

上腕骨外顆骨折の合併症で誤っているのはどれか．

1. 偽関節
2. 外反肘変形
3. 遅発性尺骨神経麻痺
4. ファーレン（Phalen）テスト陽性

1，2．骨片の回転転位が残存すると高率で偽関節が発生する．また，それにより上腕骨遠位端外側部での成長障害を引き起こすと外反肘変形が形成される．
3．過度な外反肘変形は肘関節内側部で尺骨神経に牽引力を加えることになり，受傷から数年〜数十年後（平均22年後）に神経障害を訴えることがある．
4．ファーレンテストは手根管症候群での正中神経障害に対する徒手検査法である．

【解答】4

3）上腕骨内側上顆骨折

ポイント● 特徴・発生機序

予想問題 5-27 □□□

上腕骨内側上顆骨折で正しいのはどれか．

1. 上腕骨顆上骨折や上腕骨外顆骨折よりもやや低い年齢層で好発する．
2. 肘関節に急激な内反力が作用し前腕屈筋群や内側側副靱帯が牽引されることで発生する．
3. 投球動作の反復により骨端線離開を呈したものも含まれる．
4. 低い年齢層では肘関節後方脱臼に合併することが多い．

1．好発年齢は7〜12歳で，上腕骨顆上骨折や上腕骨外顆骨折よりもやや高い年齢層で多く発生する．
2．肘関節に急激な外反力が作用すると，前腕屈筋群や内側側副靱帯に牽引力が加わり裂離骨折として発生する．
3．投球動作の反復により骨端線離開を呈したもの（内側型野球肘）もこの骨折に含まれる．
4．比較的高い年齢層では肘関節後方脱臼に合併して発生することが多い．

【解答】3

重要ポイント
（3）上腕骨遠位端部骨折

治療方針・固定法

観血療法（転位軽度なタイプBおよびタイプC），固定肢位（前腕回外位），偽関節，外反肘変形，遅発性尺骨神経麻痺（フローマン徴候）．

- 治療方針（ヤコブ分類において）
  - タイプA：整復は不要
  - タイプB（転位軽度）：前腕の末梢牽引＋骨片を外方から内方へ圧迫する．
  - タイプB（転位高度），タイプC：観血療法の適応
- 固定肢位：肘関節90°屈曲位，前腕回外位
- 固定範囲：上腕近位部〜MP関節手前

合併症
- 偽関節：回転転位の残存で発生が多い．
- 変形：外反肘（多い），内反肘
- 遅発性尺骨神経麻痺：フローマン徴候（Froment sign）が陽性となる（図Ⅰ-5-9）．

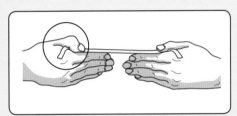

図Ⅰ-5-9　フローマン徴候
母指内転筋（尺骨神経支配）の代償として長母指屈筋（正中神経支配）を働かせるため，母指IP関節が強く屈曲する．

重要ポイント＋　ファットパッドサイン（fat pad sign）

単純X線側面像で肘頭窩あるいは鉤突窩にある脂肪体が，骨折部からの出血や浮腫などにより押し上げられて描出される脂肪組織の透亮像のこと．この徴候があれば骨折線が不明瞭であっても，関節包内に骨折が存在するものとして対応する．

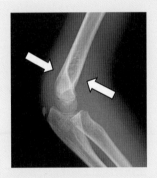

3）上腕骨内側上顆骨折

特徴・発生機序

少年〜思春期．関節外骨折．介達外力（外反力，肘関節後方脱臼，裂離骨折，前下方転位，骨端線離開）．

- 上腕骨遠位端部骨折において顆上骨折や外顆骨折に次いで多い．
- 少年〜思春期（7〜12歳）に多く発生する（好発年齢は顆上骨折や外顆骨折よりもやや高い）．
- 関節外骨折である
- 介達外力（多い）
  - 肘関節伸展位で外反力（前腕屈筋群や内側側副靱帯の牽引力）または肘関節後方脱臼に合併（図Ⅰ-5-10）
    ⇒裂離骨折となる（骨片の前下方転位）．
  - 投球動作の反復⇒骨端線離開となる（内側型野球肘）．
- 直達外力（まれ）
  - 内側上顆部の強打

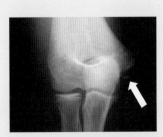

図Ⅰ-5-10　上腕骨内側上顆骨折のX線像
（肘関節45°屈曲位でのtangential撮影）

（3）上腕骨遠位端部骨折

ポイント● 症状

予想問題 5-28 □□□

上腕骨内側上顆骨折の症状で誤っているのはどれか．

1. 骨片は後下方に転位することが多い．
2. 運動痛は前腕の回外や手関節の背屈時に増強する．
3. 外反ストレステストが陽性となる．
4. X線像におけるシェントン（Shenton）線の乱れは骨折の所見である．

1. 骨片は前腕屈筋群や内側側副靱帯に牽引されて前下方に転位する．
2. 前腕の回外や手関節の背屈運動により屈筋群が牽引されると，内側上顆部の疼痛が増強する特徴がある．
3. 肘関節の内側支持機構が失われ外反不安定性を呈する場合は，外反ストレステストが陽性となる．
4. シェントン線とは上腕骨遠位端の内側縁から内側上顆にかけての彎曲した骨縁のことで，内側上顆の骨片が下方に転位するとX線像においてこの線が乱れる所見が確認できる．

【解答】1

ポイント● 治療方針・固定法

予想問題 5-29 □□□

上腕骨内側上顆骨折の治療法で誤っているのはどれか．

1. 転位軽度なものは前腕回内位で骨片を外上方に圧迫して整復する．
2. 固定肢位は肘関節90°屈曲位，前腕回外位とする．
3. 固定期間は転位のないもので2〜3週間，転位軽度なもので6〜7週間を要する．
4. 骨片が関節裂隙に嵌入しているものは観血療法の適応となる．

1〜3．骨片転位が関節裂隙付近までで留まっている場合は，整復操作（前腕回内位で骨片を外上方に圧迫）を行ったうえで，肘関節90°屈曲位，前腕回内位で上腕中央部からMP関節手前までの範囲を2〜3週間（転位なし）または6〜7週間（転位軽度）固定する．
4．骨片が関節裂隙に嵌入しているものは徒手整復が困難なため観血療法の適応となる．

【解答】2

ポイント● 合併症

予想問題 5-30 □□□

上腕骨内側上顆骨折の合併症でないのはどれか．

1. 肘関節後方脱臼
2. 橈骨頸部骨折
3. 内反肘変形
4. 尺骨神経損傷

1，2．上腕骨内側上顆骨折に合併する脱臼には肘関節後方脱臼，骨折には肘頭骨折や橈骨頭または橈骨頸部骨折などがある．
3．上腕骨内側上顆骨折では偽関節による不安定性などから外反肘変形となることがある．
4．尺骨神経は転位した骨片により損傷されることはないが，外反不安定性により生じる遅発性の麻痺を起こすことはある．

【解答】3

重要ポイント

（3）上腕骨遠位端部骨折

症　状

> 疼痛および腫脹（肘関節内側部），運動制限（肘関節の屈伸運動），外反不安定性．

- 疼痛および腫脹：肘関節内側部に著明
- 運動制限：肘関節の屈伸運動が制限される．
  肘関節の外反，前腕の回外，手関節の背屈運動時に疼痛が増強する．
- 肘関節の外反不安定性を認める．
- X線像：シェントン（Shenton）線の乱れは骨折の所見である．（図I-5-11）

治療方針・固定法

> 固定肢位（前腕回内位），肘関節後方脱臼，伸展制限，回旋制限．

- 治療方針（ワトソン・ジョーンズ分類において）
  ・タイプⅠ：整復は不要
  ・タイプⅡ：前腕回内位で骨片を外上方に圧迫する．
  ・タイプⅢ，Ⅳ：観血療法の適応
- 固定肢位：肘関節90°屈曲位，前腕回内位
- 固定範囲：上腕中央部～MP関節手前
- 固定期間
  ・転位なし：2～3週間，転位軽度：6～7週間

合併症

- 肘関節後方脱臼
- 肘頭骨折，橈骨頭または橈骨頸部骨折（ジェフェリー（Jeffery）損傷）
- 尺骨神経損傷
- 関節運動障害：肘関節の伸展制限，前腕の回旋制限

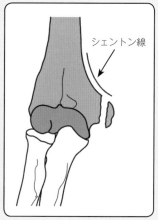

図I-5-11　シェントン線

重要ポイント＋　骨片転位の程度による分類

・ワトソン・ジョーンズ（Watson-Jones）分類

タイプⅠ	タイプⅡ	タイプⅢ	タイプⅣ
● ほとんど転位なし．	● 関節裂隙付近まで転位したもの．	● 関節裂隙に嵌入したもの．	● 関節裂隙への嵌入と側方脱臼を伴ったもの．

（4）前腕骨近位端部骨折

1）尺骨肘頭骨折

ポイント● 特徴・発生機序

予想問題 5-31 □□□

尺骨肘頭骨折で正しいのはどれか．

1. 小児に多くみられる関節外骨折である．
2. 投球動作の繰り返しによる疲労骨折は成人に多く発生する．
3. 上腕三頭筋による裂離骨折では近位骨片が後上方に転位する．
4. 肘関節の過伸展強制による受傷では開放性骨折となることもある．

1. 成人に好発し，関節内骨折で完全骨折になることが多い．
2. 投球動作の反復により発生する疲労骨折は後方型野球肘といわれ，10～16歳の小児に好発する．
3. 肘関節に過伸展が強制され肘頭が肘頭窩に衝突した場合のような介達外力による受傷では，横骨折や斜骨折の裂離骨折となり，上腕三頭筋の牽引力によって近位骨片は後上方に転位する．
4. 肘関節屈曲位で肘頭に強い外力が加わった場合のような直達外力による受傷では，粉砕骨折になりやすく，ときには開放性骨折になることもある．

【解答】3

ポイント● 症状

予想問題 5-32 □□□

尺骨肘頭骨折の症状で誤っているのはどれか．

1. 腫脹は肘頭部を中心に著明にみられる．
2. 肘関節の自動での伸展運動は可能であるが，屈曲運動が不能となる．
3. 骨折部の離開が大きいと陥凹が触知できる．
4. 近位骨片の延長転位により後上方への突出がみられる．

1. 肘頭部を中心に腫脹を著明に認める．
2. 完全骨折では上腕三頭筋の収縮は前腕部に伝わらないため，肘関節の自動伸展運動は不能となるが，自動屈曲については可能である．
3. 4. 骨折部の離開が大きい場合は近位骨片が後上方に突出した変形を認め，骨折部に陥凹も触知できる．

【解答】2

ポイント● 整復法・固定法

予想問題 5-33 □□□

尺骨肘頭骨折の治療法で誤っているのはどれか．

1. 徒手整復は肘関節屈曲位で近位骨片を遠位骨片に適合させる．
2. 近位骨片が1cm以上離開している場合は観血療法の適応も考慮する．
3. 固定当初の肢位は肘関節伸展位，前腕回外位とする．
4. 固定期間は4～6週間を要する．

1, 3, 4. 徒手整復は肘関節伸展位で上腕三頭筋を弛緩させたうえで転位している近位骨片を前下方に圧迫して遠位骨片に適合させる．その整復位（肘関節伸展位，前腕回外位）の状態を当初の固定肢位とし，その後は徐々に屈曲角度を増やしながら4～6週間固定する．
2. 近位骨片が1cm以上離開している場合や肘を軽く屈曲させると離開が増大する場合は，観血療法を適応するのが一般的である．

【解答】1

（4）前腕骨近位端部骨折

1）尺骨肘頭骨折

特徴・発生機序

> 成人．直達外力（肘関節屈曲位）．介達外力（上腕三頭筋）．

- 成人に多く発生する（小児にはまれ）．
- 関節内骨折で，完全骨折になることが多い．
- 直達外力（多い）
  - 肘関節屈曲位で肘頭に強い外力⇒粉砕骨折になりやすい（開放性骨折の場合もある）．
- 介達外力
  - 肘関節の過伸展強制により肘頭が肘頭窩に衝突 ┐横骨折または斜骨折の裂離骨折となる（近位骨片の後上方
  - 肘関節屈曲位での上腕三頭筋の牽引力　　　　┘転位）．
  - 投球動作の反復⇒疲労骨折となる．11～16歳では骨端線離開の疲労骨折が好発（後方型野球肘）

症　状

> 自動屈曲．近位骨片の後上方突出．陥凹の触知．

- 疼痛：限局性圧痛，自発痛，運動痛は著明
- 腫脹：肘頭部を中心に著明
- 運動制限：肘関節の自動伸展運動は不能となる（自動屈曲は可能）．
- 変形：骨折部の離開が大きいと近位骨片が後上方に突出する（近位骨片の延長転位により骨折部に陥凹が触知できる）．

整復法・固定法

> 観血療法（近位骨片の離開）．

- 整復法
  - 肘関節伸展位＋近位骨片を前下方に圧迫して遠位骨片に適合させる（近位骨片が1cm以上離開している．肘を屈曲させると離開が増大する：一般的には観血療法を選択する方が多い）．
- 固定肢位：肘関節伸展位（または軽度屈曲位），前腕回外位→徐々に屈曲角度を増やす．
- 固定範囲：上腕近位部～MP関節手前
- 固定期間：4～6週間

合併症

- 橈骨頭または橈骨頸部骨折，上腕骨内側上顆骨折〔ジェフェリー（Jeffery）損傷〕
- 橈骨頭脱臼〔近位型のモンテギア（Monteggia）脱臼骨折〕
- 肘関節前方脱臼
- 尺骨神経損傷

（4）前腕骨近位端部骨折

2）橈骨近位端部骨折

ポイント● 特徴・発生機序

予想問題 5-34 □□□

橈骨近位端部骨折で正しいのはどれか．

1. 橈骨頭骨折は小児に多くみられる．
2. 橈骨頸部骨折は成人に多くみられる．
3. 肘関節伸展位で内反強制が加わり受傷する．
4. 小児では橈骨近位骨端線離開を呈するものが多い．

1. 2. 小児では橈骨頸部骨折が多く，成人では橈骨頭骨折が多くみられる．
3. 肘関節伸展位で外反強制が加わることで腕橈関節に圧迫力が作用して受傷する．
4. 小児の橈骨頸部骨折では近位骨端線離開を呈するものが多い．

【解答】4

ポイント● 分類・症状

予想問題 5-35 □□□

橈骨頸部骨折のジュデ（Judet）分類で正しい組合せはどれか．

1. Ⅰ 型 ── 不全骨折型
2. Ⅱ 型 ── 非転位型
3. Ⅲ 型 ── 軽度の転位型（傾斜角が 30°未満）
4. Ⅳ 型 ── 完全転位型（傾斜角が 60°以上）

橈骨頸部骨折の分類（ジュデ分類）ではⅠ型は非屈曲転位型，Ⅱ型は軽度の転位型（傾斜角が 30°未満），Ⅲ型は中等度の転位型（傾斜角が 30°以上 60°未満），Ⅳ型は完全転位型（傾斜角が 60°以上）となる．

【解答】4

予想問題 5-36 □□□

橈骨近位端部骨折の症状で誤っているのはどれか．

1. 橈骨長軸からの軸圧痛が著明である．
2. 腫脹は比較的軽度であるため，捻挫と誤診されやすい．
3. 肘関節の運動痛は著明であるが，とくに完全伸展時に激痛を認める．
4. 肘関節に内反変形を呈する．

1. 介達痛では橈骨長軸からの軸圧痛を認める．
2. 前腕近位背側に腫脹を認めるが比較的軽度であるため，捻挫と誤診されやすい．
3. 肘関節の屈伸運動や前腕の回旋運動時に疼痛を訴えるが，とくに完全伸展時の激痛が顕著である．
4. 肘関節伸展位での外反強制による受傷が多いため，外観上でも外反肘変形を呈することが多い．

【解答】4

重要ポイント ＋ 肘関節周辺の骨端核

● 肘関節周辺の骨端核（標準的な出現時期の早い順）
・幼小児のＸ線画像では骨端核の出現時期と融合時期を考慮して読影する必要がある．

名称	出現時期	融合時期
①上腕骨小頭核	6 週〜8 ヵ月	男：17 歳，女：14 歳
②橈骨骨頭核	3〜6 歳	男：15〜17 歳，女：14〜15 歳
③上腕骨内側上顆核	5〜7 歳	男：18 歳，女：15 歳
④尺骨肘頭核	8〜11 歳	男：15〜17 歳，女：14〜15 歳
⑤上腕骨滑車核	8〜10 歳	男：17 歳，女：14 歳
⑥上腕骨外側上顆核	11〜14 歳	男：17 歳，女：14 歳

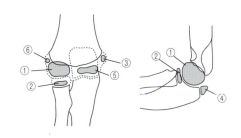

重要ポイント

（4）前腕骨近位端部骨折

2）橈骨近位端部骨折

特徴・発生機序

> 橈骨頭骨折（成人），橈骨頸部骨折（小児），介達外力（肘関節伸展位，前腕回内位）．

- 橈骨頭骨折（成人に多い）と橈骨頸部骨折（小児に多い）に大別できる．
- 小児の橈骨頸部骨折では近位骨端線離開となるものが多い．
  （橈骨頭骨端核の閉鎖時期は14～17歳で，成人と小児ではこの部位での軟骨の量に違いがあり，それが骨折タイプの異なる一因であるとされる．）
- 介達外力（多い）
  ・肘関節伸展位，前腕回内位で手掌を衝いて転倒⇒外反強制による腕橈関節への圧迫力で発生する．
- 直達外力（まれ）

分類・症状

> 前腕の回旋運動制限，外反肘変形．

表Ⅰ-5-9　橈骨頭骨折の分類〔マッソン（Mason）分類〕

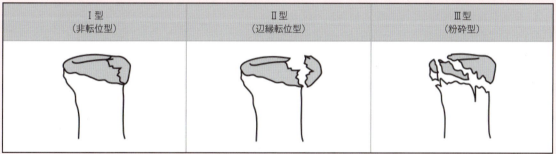

表Ⅰ-5-10　橈骨頸部骨折の分類〔ジュデ（Judet）分類〕

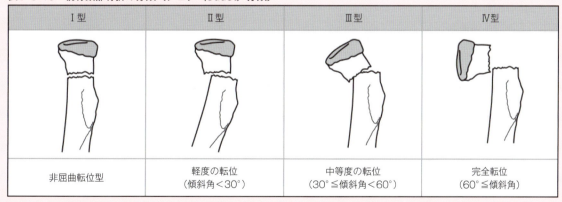

- 疼痛：限局性圧痛，介達痛（橈骨長軸の軸圧痛），運動痛（前腕の回旋，肘関節の屈伸時痛）は著明．
- 腫脹：前腕近位背側に認めるが，比較的軽度である．
- 機能障害：肘関節の屈伸運動や前腕の回旋運動が制限される（完全伸展時に激痛をみる）．
- 変形：肘関節の外反変形を呈する．

（4）前腕骨近位端部骨折

ポイント● 治療方針・整復法・固定法

予想問題 5-37

橈骨近位端部骨折の治療方針で誤っているのはどれか．

1. 橈骨頭骨折ではすべて観血療法の適応である．
2. 橈骨頸部骨折で傾斜角が30°以上の場合は保存療法の限界とされる．
3. 小児では転位軽度な場合は無理な徒手整復は行わない．
4. 成人では解剖学的整復が求められる．

1. 橈骨頭骨折ではⅠ型（非転位型）は保存療法とされ，徒手整復は行わずそのまま固定のみとする．転位のあるⅡ型や粉砕型のⅢ型は観血療法の適応である．
2. 橈骨頸部骨折では傾斜角15〜30°，側方転位2〜3mmが保存療法の限界とされる．
3. 小児の橈骨頸部骨折では，傾斜角が30°以内であればリモデリングが期待できるため徒手整復を行わず固定のみとする．
4. 成人ではわずかな変形癒合でも肘関節の屈伸運動や前腕の回旋運動に制限が生じるため，解剖学的整復が求められる．

【解答】1

予想問題 5-38

橈骨頸部骨折の治療法で誤っているのはどれか．

1. 徒手整復は肘関節伸展位，前腕回外位で行う．
2. 前腕を牽引しながら外反を強制し，骨片を押圧する．
3. 固定肢位は肘関節90°屈曲位，前腕回外位とする．
4. 小児で2〜3週間，成人で3〜4週間の固定期間を要する．

1, 2. 橈骨頸部骨折に対する整復は，肘関節伸展位，前腕回外位で前腕を牽引しながら内反を強制し，その後橈骨頭を上内側に圧迫する．
3, 4. 肘関節90°屈曲位，前腕回外位で，上腕近位部〜MP関節手前の範囲を小児で2〜3週間，成人で3〜4週間固定する．

【解答】2

3）肘部の複合損傷

ポイント● ジェフェリー損傷

予想問題 5-39

ジェフェリー（Jeffery）損傷に該当しないのはどれか．

1. 尺骨鉤状突起骨折
2. 橈骨頭骨折
3. 上腕骨小頭骨折
4. 上腕骨内側上顆骨折

ジェフェリー損傷とは肘関節伸展位で外反力が強制された際に，肘の内側では牽引力，外側では圧迫力が作用して発生する複合損傷をいう．牽引力により上腕骨内側上顆骨折，内側側副靱帯損傷，尺骨肘頭骨折などが発生し，圧迫力により上腕骨小頭骨折，橈骨頭または橈骨頸部骨折などが発生する．

【解答】1

> 重要ポイント

（4）前腕骨近位端部骨折

治療方針・整復法・固定法

> 固定肢位（肘関節 90°屈曲位，前腕回外位）．

- 治療方針
  - ◆橈骨頭骨折（マッソン分類において）
    - ・Ⅰ型：保存療法（徒手整復は行わず固定のみとする）
    - ・Ⅱ型，Ⅲ型：観血療法
  - ◆橈骨頸部骨折（ジュデ分類において）
    - ・傾斜角が 15°以上であれば徒手整復を行う．
    - ・小児の場合，傾斜角が 30°以内であれば徒手整復を行わず固定のみとする．
    - ・保存療法の限界：傾斜角 15〜30°，側方転位 2〜3 mm
- 整復法（橈骨頸部骨折）
  - ・肘関節伸展位，前腕回外位で前腕を牽引しながら内反→橈骨頭を上内側に圧迫する．
- 固定肢位：肘関節 90°屈曲位，前腕回外位
- 固定範囲：上腕近位部〜MP 関節手前
- 固定期間
  - ・小児：2〜3 週間，成人：3〜4 週間

合併症

- 肘関節後方脱臼
- 上腕骨小頭骨折，上腕骨内側上顆骨折，尺骨肘頭骨折〔ジェフェリー（Jeffery）損傷〕
- 前腕の回旋運動制限
- 骨端線の早期閉鎖による成長障害（外反肘変形）

3）肘部の複合損傷

> 重要ポイント＋　　ジェフェリー（Jeffery）損傷

- 肘関節伸展位で手を衝いた際に肘関節に外反力が作用して生じる損傷をいう．
  A：内側（牽引力）：上腕骨内側上顆骨折，内側側副靱帯損傷
  B：後方（牽引力）：尺骨肘頭骨折
  C：外側（圧迫力）：上腕骨小頭骨折，橈骨頭または橈骨頸部骨折

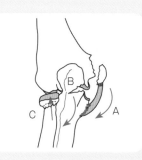

(5) 前腕骨骨幹部骨折

1）橈骨骨幹部単独骨折
ポイント● 発生機序・骨片転位・症状

予想問題 5-40 □□□
橈骨骨幹部単独骨折で誤っているのはどれか.

1. 介達外力による発生が多い.
2. 直達外力による受傷は橈骨近位部に多い.
3. 異常可動性や軋轢音は著明に確認できる.
4. 小児では若木骨折が多い.

1. 介達外力（肘関節伸転位で手掌をついて転倒）により受傷する場合が多い.
2. 直達外力（前腕橈側部への強打など）による受傷では，筋による保護が少ないため橈骨遠位部での発生が多い.
3. 成人では完全骨折が多く，異常可動性や軋轢音も著明に認められる.
4. 小児では屈曲変形や回旋変形を伴った若木骨折になることが多い.

【解答】2

予想問題 5-41 □□□
橈骨骨幹部単独骨折の骨片転位で誤っている組合せはどれか.

1. 近位の骨折の近位骨片 ── 回外・伸展位
2. 近位の骨折の遠位骨片 ── 回内位
3. 遠位の骨折の近位骨片 ── 回内回外中間位
4. 遠位の骨折の遠位骨片 ── 回内位

円回内筋付着部より近位の骨折では近位骨片が回外・屈曲位（回外筋，上腕二頭筋の作用），遠位骨片が回内位（円回内筋，方形回内筋の作用）を呈する．一方，遠位の骨折では近位骨片が回内外中間位（回外筋および上腕二頭筋と円回内筋の拮抗作用），遠位骨片が回内位（方形回内筋の作用）を呈する．

【解答】1

ポイント● 整復法・固定法

予想問題 5-42 □□□
橈骨骨幹部単独骨折の治療法で正しいのはどれか.

1. 近位の骨折では前腕回内回外中間位で遠位骨片を近位骨片に適合させる.
2. 遠位の骨折では前腕回外位で遠位骨片を近位骨片に適合させる.
3. 近位の骨折では前腕回内回外中間位，遠位の骨折では前腕回外位で固定する.
4. 固定期間は小児で4〜5週間，成人で6〜8週間を要する.

1〜3．近位の骨折では遠位骨片を牽引しながら回外位に転位する近位骨片に適合させ，そのまま前腕を回外位で固定する．一方，遠位の骨折では遠位骨片を牽引しながら回内回外中間位に転位する近位骨片に適合させ，そのまま前腕を回内回外中間位で固定する．
4. 固定期間は小児で4〜5週間，成人で6〜8週間である．

【解答】4

重要ポイント

（5）前腕骨骨幹部骨折

1）橈骨骨幹部単独骨折

発生機序・骨片転位・症状

> 近位の骨折（近位骨片：回外・屈曲位，遠位骨片：回内位）．遠位の骨折（近位骨片：回内回外中間位，遠位骨片：回内位）．回外筋．上腕二頭筋．円回内筋．方形回内筋．若木骨折．

- 介達外力（多い）：肘関節伸転位で手掌をついて転倒
- 直達外力：前腕橈側部の強打（遠位部での受傷が多い）

表 I-5-11 円回内筋付着部より近位および遠位の骨折の比較

		円回内筋付着部より近位の骨折	円回内筋付着部より遠位の骨折
近位骨片	転位	回外・屈曲位	回内回外中間位
	作用筋	回外筋，上腕二頭筋	回外筋，上腕二頭筋⇔円回内筋
遠位骨片	転位	回内位	回内位
	作用筋	円回内筋，方形回内筋	方形回内筋

- 疼痛：限局性圧痛，自発痛，介達痛が著明
- 腫脹：とくに前腕橈側部に著明
- 異常可動性および軋轢音：著明（小児では若木骨折となることが多い）
- 運動制限：肘関節の屈伸運動や前腕の回旋運動が制限される（とくに回外運動）．

整復法・固定法

> 近位の骨折（回外位固定）．遠位の骨折（回内回外中間位固定）．

- 整復法
  - 近位の骨折：遠位骨片の牽引＋前腕回外位→骨折部を圧迫し整復する．
  - 遠位の骨折：遠位骨片の牽引＋前腕回内回外中間位→骨折部を圧迫し整復する．
- 固定肢位
  - 近位の骨折：肘関節90°屈曲位，前腕回外位
  - 遠位の骨折：肘関節90°屈曲位，前腕回内回外中間位
- 固定範囲：上腕中央部〜MP関節手前
- 固定期間
  - 小児：4〜5週間，成人：6〜8週間

(5) 前腕骨骨幹部骨折

2) 前腕両骨骨幹部骨折

ポイント● 発生機序

予想問題 5-43　□□□

介達外力による前腕両骨骨幹部骨折で正しいのはどれか.

1. 前腕の遠位部に発生することが多い.
2. 大部分は横骨折となる.
3. 第三骨片を生じることがある.
4. 両骨の骨折部がほぼ同高位となる.

介達外力による前腕両骨骨幹部骨折では斜骨折や螺旋状骨折になることが多く, 成人では第三骨片を生じることもある. また, 骨折部の高位は尺骨に対して橈骨が近位となる場合が多い. 一方, 直達外力による受傷では両骨同高位の遠位部での横骨折が多くみられる.

【解答】3

ポイント● 骨片転位・症状

予想問題 5-44　□□□

円回内筋付着部より近位での前腕両骨骨幹部骨折で骨片転位と作用筋について誤っている組合せはどれか.

1. 近位骨片の回外転位 ── 上腕二頭筋
2. 近位骨片の屈曲転位 ── 円回内筋
3. 遠位骨片の回内転位 ── 方形回内筋
4. 遠位骨片の短縮転位 ── 腕橈骨筋

円回内筋付着部より近位の骨折では近位骨片が回外・屈曲位（回外筋, 上腕二頭筋の作用）, 遠位骨片が回内位（円回内筋, 方形回内筋の作用）, 短縮位（腕橈骨筋, 手根伸筋群・屈筋群の作用）を呈する.

【解答】2

予想問題 5-45　□□□

円回内筋付着部より遠位での前腕両骨骨幹部骨折で近位骨片の転位に作用する筋でないのはどれか.

1. 円回内筋
2. 回外筋
3. 上腕二頭筋
4. 腕橈骨筋

円回内筋付着部より遠位の骨折では近位骨片は回外筋および上腕二頭筋と円回内筋の拮抗作用により内外回外中間位を呈する. また, 遠位骨片は方形回内筋の作用により回内位, 腕橈骨筋および手根伸筋群・屈筋群の作用により短縮位に転位する.

【解答】4

重要ポイント

（5）前腕骨骨幹部骨折

2）前腕両骨骨幹部骨折

発生機序

介達外力（斜骨折，螺旋状骨折，橈骨の骨折部が近位），直達外力（横骨折，同高位）．

表Ⅰ-5-12　直達外力と介達外力による発生機序の比較

	介達外力	直達外力
受傷機転	●手掌をついて転倒し発生する．	●前腕部への直接的打撃により発生する．
骨折型	●斜骨折や螺旋状骨折が多い． ●第三骨片が生じることがある． ●小児では若木骨折が多い．	●横骨折が多い． ●中央1/3部から遠位1/3部にかけての損傷が多い．
骨折の高位	●尺骨に対して橈骨の骨折部が近位となることが多い．	●両骨の骨折部が同高位となることが多い．

骨片転位・症状

近位の骨折（近位骨片：回外・屈曲位，遠位骨片：回内位）．
遠位の骨折（近位骨片：回内回外中間位，遠位骨片：回内位）．回外筋．上腕二頭筋．円回内筋．方形回内筋．

表Ⅰ-5-13　円回内筋付着部より近位および遠位の骨折の比較

		円回内筋付着部より近位の骨折	円回内筋付着部より遠位の骨折
近位骨片	転位	回外・屈曲位	回内回外中間位
	作用筋	回外筋，上腕二頭筋	回外筋，上腕二頭筋⇔円回内筋
遠位骨片	転位	回内位，短縮位	回内位，短縮位
	作用筋	円回内筋，方形回内筋 腕橈骨筋，手根伸筋群・屈筋群	方形回内筋 腕橈骨筋，手根伸筋群・屈筋群

- 疼痛：限局性圧痛，自発痛，運動痛が著明
- 腫脹：前腕部に著明
- 異常可動性および軋轢音：著明
- 運動制限：前腕の回旋運動が制限される（単独骨折よりも顕著にみられる）．

（5）前腕骨骨幹部骨折

ポイント● 治療方針・整復法・固定法

予想問題 5-46

前腕両骨骨幹部骨折の治療方針で誤っているのはどれか．

1. 成人で転位が高度な場合は観血療法を適応する．
2. 小児では原則として保存療法を行う．
3. 成人でもほとんど転位のない場合は保存療法も可能である．
4. 骨折部が遠位になるほど保存療法が困難とされる．

1. 成人では転位が高度な完全骨折になることが多く，その場合は観血療法を適応する．
2. 小児では骨膜の連続性が保たれた不全骨折（若木骨折）が多いため，原則として保存療法を実施する．
3. 成人でも不全骨折のように転位のないものや，あっても軽度なものは保存療法が可能である．
4. 骨折部が近位になるほど作用する筋の影響により近位骨片の転位も大きくなる．そのため，それに適合させる遠位骨片の整復操作も困難となることから，当初より観血療法が選択される場合が多い．

【解答】4

予想問題 5-47

前腕両骨骨幹部骨折の治療法で誤っているのはどれか．

1. 短縮転位の強い螺旋状骨折には屈曲整復法を適用する．
2. 近位の骨折では前腕を回外位で固定する．
3. 遠位の骨折では前腕を回内回外中間位で固定する．
4. 固定範囲は上腕中央部～MP関節手前までとする．

1. 屈曲整復法は屈曲転位の凹側の骨膜が温存されている短縮転位の著しい横骨折に適用する．
2. 3. 橈骨の遠位骨片を近位骨片に適合させることを主眼として整復を行う．そのため，近位の骨折では遠位骨片を回外位，遠位の骨折では回内回外中間位で整復位が得られれば，前腕はそのままの肢位で固定する．
4. 固定範囲は上腕中央部からMP関節手前までとする．

【解答】1

ポイント● 難治の理由

予想問題 5-48

前腕両骨骨幹部骨折が難治である理由で誤っているのはどれか．

1. 両骨を同時に整復することが難しく，再転位も起こりやすい．
2. 再転位を予防するために強固な固定を行うと循環障害の危険性がある．
3. 長期間の固定を要するため遷延癒合や偽関節に陥りやすい．
4. 骨折部が同高位の場合，橋状仮骨を形成することがある．

前腕両骨骨幹部骨折は両骨を同時に整復することが難しく，整復できたとしても筋の作用により容易に再転位を起こしてしまう．そこで，再転位を防ごうと強固な固定を行うと循環障害に陥り阻血性拘縮を起こす危険性を高めてしまう．さらに，長管骨の骨幹部は緻密質が厚く海綿質に乏しいため，骨癒合には不利である．また遷延癒合や偽関節の好発部位でもあるため，骨癒合には長期間の固定が必要となり，それによる関節拘縮も起こしやすくなる．また，両骨の骨折部が同高位の場合は過剰仮骨により両骨間に橋状仮骨が形成されると著しい前腕の回旋障害をきたす原因にもなる．以上がこの骨折が難治であるとされる主な理由である．

【解答】3

(5) 前腕骨骨幹部骨折

治療方針・整復法・固定法

> 観血療法（転位高度），保存療法（転位軽度，小児），近位の骨折（回外位固定），遠位の骨折（回内回外中間位固定）．

- 治療方針
  - ◆成人の場合
    - ・転位高度で明らかな変形あり（多い）⇒観血療法
    - ・転位軽度またはなし⇒保存療法
      （骨折部が近位になるほど徒手整復が困難となるため，観血療法が適応されることが多い）
  - ◆小児の場合
    - ・骨膜の連続性が保たれていることが多いため，保存療法を適応する．
- 屈曲整復法（図Ⅰ-5-12）
  - ・第1助手：患者の肘関節を90°屈曲位とし上腕を固定する．
  - ・第2助手：前腕を長軸遠位方向に牽引する．
  - ・術者：両手掌（指）により骨折部を圧迫し整復する（橈骨に重点を置いて整復すると尺骨も自然と整復されることが多い）．
- 固定肢位
  - ・近位の骨折：肘関節90°屈曲位，前腕回外位
  - ・遠位の骨折：肘関節90°屈曲位，前腕回内回外中間位
- 固定範囲：上腕中央部～MP関節手前
- 固定期間：4～6週間

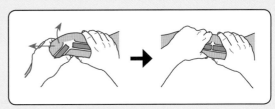

図Ⅰ-5-12　屈曲整復法
屈曲転位の凹側の骨膜が温存されている短縮転位の著しい横骨折に適用する

難治の理由（転位高度な例）

> 難治の理由（解剖学的整復が困難，再転位，阻血性拘縮，遷延癒合，偽関節，関節拘縮，橋状仮骨）．

- 両骨を同時に解剖学的に整復することが困難である．
- 骨片が筋の作用により再転位しやすい．
- 再転位防止のために強固な固定を行うと循環障害に陥る（阻血性拘縮）．
- 遷延癒合や偽関節の可能性がある．
- 固定期間が長期になるため関節拘縮を起こしやすい．
- 両骨の骨折端が癒合すると橋状仮骨を形成する（著しい前腕の回旋運動制限を生じる）．

重要ポイント＋　急性塑性変形の評価

・急性塑性変形とは長管骨の生理的な弯曲に発生する変形のことで，橈骨骨折に伴う尺骨でみられるのがその代表例である．尺骨に発生した塑性変形の評価〔MUB（maximal ulnar bow）〕は肘頭背側と尺骨遠位骨幹端の背側縁を結ぶ線を引き，この線と尺骨骨幹部との間の垂直最大距離で表す（正常は0 mm）．

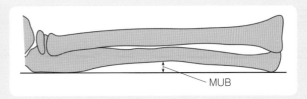

（5）前腕骨骨幹部骨折

3）モンテギア（Monteggia）脱臼骨折

ポイント● 特徴・骨片転位

予想問題 5-49 □□□

モンテギア（Monteggia）脱臼骨折で正しいのはどれか．

1. 尺骨骨幹部近位 1/3 部骨折に橈骨頭脱臼を合併したものである．
2. 小児に好発し，とくに屈曲型が多い．
3. 伸展型では骨折部が後方凸の変形を呈する．
4. 屈曲型では橈骨頭が前方に脱臼する．

1. 尺骨骨幹部近位 1/3 部骨折に橈骨頭脱臼を合併した脱臼骨折をいう．
2. 成人よりも小児に多くみられ，とくに伸展型（前方型）が多い．
3. 伸展型（前方型）では骨折部が前外方凸の変形を呈し，橈骨頭は前外方に脱臼する．
4. 屈曲型（後方型）では骨折部が後方凸の変形を呈し，橈骨頭は後方に脱臼する．

【解答】1

ポイント● 治療方針・整復法・固定法

予想問題 5-50 □□□

モンテギア（Monteggia）脱臼骨折の治療法で正しいのはどれか．

1. 伸展型ではまず橈骨頭を前方より押し込んでから，次に骨折部を圧迫して整復する．
2. 屈曲型では骨折部の整復を行うと橈骨頭の脱臼も同時に整復される．
3. 伸展型は肘関節を伸展位，屈曲型は鋭角屈曲位で固定する．
4. 固定期間は 4〜5 週間を要する．

1．2．モンテギア脱臼骨折では通常の脱臼骨折とは異なり，まずはじめに骨折部の整復を行ってから，次に脱臼の整復を行う．とくに伸展型では腕橈関節の安定性が悪いため，先に脱臼を整復しても骨折部の整復時に橈骨頭が容易に再脱臼するためである．一方，屈曲型は伸展型よりも腕橈関節の安定性がよく，骨折部を整復すると橈骨頭の脱臼も同時に整復される．
3．橈骨頭の再脱臼を防ぐために伸展型では肘関節鋭角（100〜120°）屈曲位，屈曲型では肘関節伸展位とし，前腕はともに回外位で固定する．
4．骨幹部の骨折であることから，固定は比較的長期間（6〜8 週間）を要する．

【解答】2

ポイント● 合併症

予想問題 5-51 □□□

モンテギア（Monteggia）脱臼骨折の合併症でないのはどれか．

1. 橈骨頭の再脱臼
2. 尺骨骨幹部の偽関節
3. 尺骨骨幹部の屈曲変形
4. 下垂手変形

1〜3．モンテギア脱臼骨折の合併症には，橈骨頭の再脱臼，尺骨骨折の遷延癒合および偽関節，同部位の屈曲変形などがある．
4．モンテギア脱臼骨折時に合併する神経損傷は，橈骨神経の運動枝である後骨間神経の損傷が多い．後骨間神経麻痺が生じると母指の伸展と外転，他指の伸展が不能となった下垂指変形を呈する（長橈側手根伸筋は麻痺を免れるため，下垂手とは異なり手関節の背屈は可能である）．

【解答】4

(5) 前腕骨骨幹部骨折

3) モンテギア (Monteggia) 脱臼骨折

特徴・骨片転位

> 尺骨骨幹部骨折. 橈骨頭脱臼. 伸展型（前外方凸，前外方脱臼）. 屈曲型（後方凸，後方脱臼）.

- 尺骨骨幹部近位1/3部骨折＋橈骨頭（腕橈関節）脱臼を合併した脱臼骨折である．
- 小児に多く発生する．

表Ⅰ-5-14 ワトソン・ジョーンズ (Watson-Jones) 分類

	伸展型／前方型（多い）	屈曲型／後方型
尺骨（骨折部）	前方・外方に転位（前方・外方凸）	後方に転位（後方凸）
橈骨頭（脱臼）	前方・外方に脱臼	後方に脱臼

治療方針・整復法・固定法

> 整復の順序（骨折→脱臼）．伸展型（肘関節鋭角屈曲・前腕回外位固定，観血療法）．屈曲型（肘関節伸展・前腕回外位固定）．

- 治療方針
  - 成人の伸展型は不安定性が著しく整復と固定が困難なため，観血療法の適応となる．
- 整復法（骨折の整復→脱臼の整復の順序）
  - 伸展型：前腕を回外位とし遠位方向に牽引する．
    - →前方より骨折部を後方に圧迫する．
    - →橈骨頭を後内方へ押し込み整復する（前腕回内回外中間位でも再脱臼しないことを確認する）．
  - 屈曲型：肘関節60°屈曲位で前腕を回外位とし遠位方向に牽引する．
    - →骨折が整復されると橈骨頭の脱臼も同時に整復される．
- 固定肢位
  - 伸展型：肘関節100〜120°屈曲位，前腕回外位
  - 屈曲型：肘関節伸展位，前腕回外位
- 固定範囲：上腕近位部〜MP関節手前
- 固定期間：6〜8週間

合併症

> 再脱臼．遷延癒合および偽関節．後骨間神経損傷（下垂指）．

- 橈骨頭の再脱臼
- 尺骨骨折の遷延癒合または偽関節
- 変形癒合：尺骨骨幹部の屈曲変形
- 神経損傷：橈骨神経の運動枝である後骨間神経の損傷が多い（下垂指変形，図Ⅰ-5-13）．

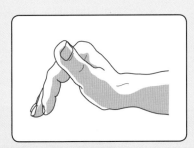

図Ⅰ-5-13 下垂指変形

後骨間神経麻痺では長橈側手根伸筋は麻痺を免れるため，下垂手とは異なり手関節の背屈は可能である．

（5）前腕骨骨幹部骨折

4）ガレアジ（Galeazzi）脱臼骨折

ポイント● 特徴・骨片転位

予想問題 5-52 □□□

ガレアジ（Galeazzi）脱臼骨折で正しいのはどれか．

1. 橈骨骨幹部骨折に尺骨頭脱臼を合併したものである．
2. 伸展型と屈曲型に分類される
3. 尺骨頭が背側に脱臼する型では，骨折部は掌側凸変形を呈する．
4. 尺骨頭が掌側に脱臼する型の発生が多い．

1. 橈骨骨幹部中央・遠位 1/3 境界部骨折に尺骨頭脱臼を合併した脱臼骨折である．
2〜4. 尺骨頭が背側に脱臼（橈骨の骨折部は背側凸変形）する型と掌側に脱臼（橈骨の骨折部は掌側凸変形）する型に分類され，前者の発生が多い．

【解答】1

ポイント● 治療方針・合併症

予想問題 5-53 □□□

ガレアジ（Galeazzi）脱臼骨折で正しいのはどれか．

1. 治療は積極的に保存療法を選択する．
2. 遷延癒合や偽関節に陥ることは少ない
3. 尺骨頭が再脱臼する可能性は低い．
4. 神経損傷の合併は尺骨神経の損傷が多い．

1〜3. ガレアジ脱臼骨折の多くは不安定性が著しく再転位や再脱臼が起こりやすいため，観血療法の適応となる
4. 神経損傷の合併は脱臼した尺骨頭の圧迫による尺骨神経の損傷が多い．

【解答】4

前腕骨骨幹部骨折の複合問題

予想問題 5-54 □□□

骨折名と図が一致するのはどれか．

1. 伸展型モンテギア（Monteggia）脱臼骨折

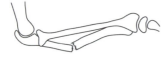

2. ガレアジ（Galeazzi）脱臼骨折

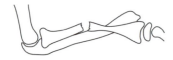

3. 橈骨骨幹部円回内筋付着部遠位骨折

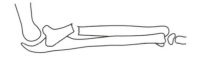

4. 直達性前腕両骨骨幹部骨折

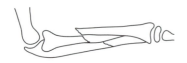

1. 尺骨骨幹部の骨折部が後方凸変形，橈骨頭の後方脱臼より屈曲型モンテギア脱臼骨折といえる．
2. 橈骨骨幹部の骨折部が背側凸変形，尺骨頭の背側脱臼よりガレアジ脱臼骨折といえる．
3. 橈骨の近位骨片が屈曲転位，遠位骨片が回内転位より橈骨骨幹部円回内筋付着部近位骨折といえる．
4. 橈骨の骨折部が尺骨の骨折部より近位にあることから，介達性の前腕両骨骨幹部骨折といえる．

【解答】2

重要ポイント

（5）前腕骨骨幹部骨折

4）ガレアジ（Galeazzi）脱臼骨折

特徴・骨片転位

> 橈骨骨幹部骨折．尺骨頭脱臼．Ⅰ型（掌側転位，背側脱臼）．Ⅱ型（背側転位，掌側脱臼）．

- 橈骨骨幹部中央・遠位1/3境界部骨折＋尺骨頭（遠位橈尺関節）脱臼を合併した脱臼骨折である．

表Ⅰ-5-15　分類

	Ⅰ型（多い）	Ⅱ型
橈骨（骨折部）	掌側に転位 （背側凸変形）	背側に転位 （掌側凸変形）
尺骨頭（脱臼）	背側に脱臼	掌側に脱臼

治療方針・合併症

> 観血療法．尺骨神経損傷．

- 治療方針
  - 多くの場合，不安定性が著しく再転位や再脱臼が起こりやすいため，観血療法の適応となる．
- 神経損傷：尺骨神経の損傷が多い．

重要ポイント＋　モンテギア脱臼骨折のバド（Bado）分類

- モンテギア脱臼骨折ではバド分類を用いることが多い．この分類のⅠ型は前述したワトソン・ジョーンズ分類の伸展型，Ⅱ型は屈曲型に相当する．Ⅲ型は小児に多く発生し転位が小さく若木骨折であることが多いため，骨折と脱臼の見逃しに注意する．

分類		尺骨（骨折部）	橈骨頭（脱臼）
Ⅰ型		尺骨の伸展型骨折 （前方凸変形）	前方に脱臼
Ⅱ型		尺骨の屈曲型骨折 （後方凸変形）	後方に脱臼
Ⅲ型		尺骨の内反型骨折 （外方凸変形）	外方に脱臼
Ⅳ型		橈骨・尺骨の 骨幹部骨折	前方に脱臼

(6) 前腕骨遠位端部骨折

1) コーレス (Colles) 骨折, スミス (Smith) 骨折

ポイント● 特徴・発生機序

予想問題 5-55 □□□

橈骨遠位端部骨折で誤っているのはどれか.

1. 発生頻度の高い骨折で,とくに高齢者に好発する.
2. 手関節から 1～3 cm 近位での骨折が多い.
3. 幼小児では若木骨折や骨端線離開が多い.
4. 高齢者では粉砕骨折や多発骨折が多い.

1. 全骨折中の約 10% を占め発生頻度の高い骨折である.また,幼小児～成人～高齢者と幅広い年齢層に発生する骨折でもある.
2. 手関節から 1～3 cm 近位での横骨折または斜骨折となるものが多い.
3. 幼小児では不全骨折 (若木骨折, 竹節状骨折) や骨端線離開となることが多い.
4. 高齢者では骨粗鬆症を基盤とするため粉砕骨折や多発骨折が多い.

【解答】 1

予想問題 5-56 □□□

コーレス (Colles) 骨折の発生機序で正しいのはどれか.

1. 手背をついての転倒
2. 手関節への掌屈力
3. 橈骨遠位端部への掌側凸の屈曲力
4. 前腕への回内力

3. コーレス骨折 (伸展型) は手掌をついて転倒した際に,手関節への背屈力 (橈骨遠位端部への掌側凸の屈曲力) と前腕への回外力が作用して発生する.
1, 2, 4. 手背をついての転倒により,手関節への掌屈力と前腕への回内力が作用するとスミス骨折 (屈曲型) が発生する.

【解答】 3

ポイント● 骨折線と骨片転位・症状

予想問題 5-57 □□□

コーレス (Colles) 骨折で正しいのはどれか.

1. 骨折線は背側から掌側近位に走行する.
2. 背側転位が大きい場合は鋤状変形を呈する.
3. 橈側転位が大きい場合は銃剣状変形を呈する.
4. 短縮転位が大きい場合はフォーク状変形を呈する.

コーレス骨折では,骨折線は橈側近位～尺側遠位 (前額面) および掌側～背側近位 (矢状面) に走行し,遠位骨片は背側,橈側,短縮,回外に転位する.外観上,背側転位が大きい場合はフォーク状変形,橈側転位が大きい場合は銃剣状変形を呈する.

【解答】 3

重要ポイント＋　コーレス骨折とスミス骨折の発生機序

・手掌をついて転倒した際に,手が固定された状態で上腕 (体幹) が前腕に対してどちらの方向に回るかによって骨折の型が決まるともいわれている.ただし,小児の骨折ではスミス型のほうが多く,実際は背屈で手をついての受傷は少ない.

【コーレス型】前腕近位に回内強制
　　　→固定された手 (前腕遠位) は相対的に回外強制
　　　→近位骨片は掌側,遠位骨片は背側へ転位

【スミス型】前腕近位に回外強制
　　　→固定された手 (前腕遠位) は相対的に回内強制
　　　→近位骨片は背側,遠位骨片は掌側へ転位

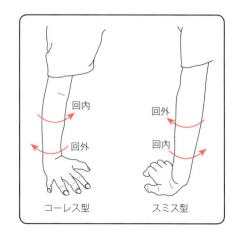

コーレス型　　スミス型

> 重要ポイント

（6）前腕骨遠位端部骨折

1）コーレス（Colles）骨折，スミス（Smith）骨折

特徴・発生機序

> 成人（横骨折，斜骨折），幼小児（若木骨折，竹節状骨折，骨端線離開），高齢者（粉砕骨折，多発骨折）．
> コーレス骨折（背屈力，掌側凸の屈曲力），スミス骨折（掌屈力，背側凸の屈曲力）．

- 発生の頻度は高く（全骨折中の約10％），幅広い年齢層に起こる．
- 成人：手関節の1〜3cm近位での横骨折または斜骨折となる．
- 幼小児：若木骨折，竹節状骨折，骨端線離開（Salter-Harris分類のⅠ・Ⅱ型）となることが多い．
- 高齢者：粉砕骨折，多発骨折が多い（骨粗鬆症を基盤とするため）．
- 介達外力（多い，図Ⅰ-5-14）
  ・コーレス骨折（伸展型）：手掌をついて転倒
  　　　　　　→手関節に背屈力（橈骨遠位端部に掌側凸の屈曲力）＋前腕に回外力
  ・スミス骨折（屈曲型）：手背をついて転倒
  　　　　　　→手関節に掌屈力（橈骨遠位端部に背側凸の屈曲力）＋前腕に回内力

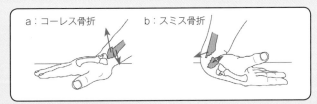

図Ⅰ-5-14　発生機序

骨折線と骨片転位（図Ⅰ-5-15）

> コーレス骨折（掌側〜背側近位，背側・橈側・短縮・回外転位，フォーク状変形，銃剣状変形）．
> スミス骨折（背側〜掌側近位，掌側・橈側・短縮・回内転位，鋤状変形）．

表Ⅰ-5-16　コーレス骨折とスミス骨折の比較

	コーレス骨折	スミス骨折
骨折線	橈側近位〜尺側遠位（前額面） 掌側〜背側近位（矢状面）	背側〜掌側近位（矢状面）
遠位骨片	背側・橈側・短縮・ 捻転（回外）転位	掌側・橈側・短縮・ 捻転（回内）転位
変形	フォーク状変形（背側転位） 銃剣状変形（橈側転位）	鋤状変形（掌側転位）

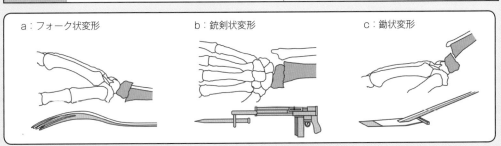

図Ⅰ-5-15　骨片転位と外観上の変形

(6) 前腕骨遠位端部骨折

ポイント●　骨折線と骨片転位・症状

予想問題 5-58　□□□

スミス（Smith）骨折の遠位骨片の骨片転位で正しいのはどれか．

1. 背側転位
2. 橈側転位
3. 延長転位
4. 回外転位

スミス骨折の遠位骨片は掌側・橈側・短縮・捻転（回内）転位を呈する．

【解答】2

予想問題 5-59　□□□

橈骨遠位端部骨折で正しいのはどれか．

1. 主に直達外力によって発生する．
2. 腫脹は骨折部周辺に限局する．
3. 異常可動性や軋轢音は触知が困難である．
4. 手関節の運動や前腕の回旋運動が著しく制限される．

1. 橈骨遠位端部骨折は手をついて転倒した際に発生することが多く，ほとんどが介達外力による受傷である．
2. 腫脹は骨折部周辺から手関節，手指部にまで及ぶ．
3. 完全骨折の場合，異常可動性や軋轢音は著明に触知される．
4. 運動制限は手関節，前腕の回旋，手指の巧緻運動に対し著明に認められる．

【解答】4

ポイント●　整復法・固定法

予想問題 5-60　□□□

コーレス（Colles）骨折に対する屈曲整復法の操作手順として正しいのはどれか．

1. 遠位骨片の過伸展　→　前腕長軸方向への牽引　→　遠位骨片の掌屈　→　捻転・橈側転位の除去
2. 捻転・橈側転位の除去　→　遠位骨片の過伸展　→　前腕長軸方向への牽引　→　遠位骨片の掌屈
3. 遠位骨片の過伸展　→　前腕長軸方向への牽引　→　捻転・橈側転位の除去　→　遠位骨片の掌屈
4. 遠位骨片の過伸展　→　捻転・橈側転位の除去　→　前腕長軸方向への牽引　→　遠位骨片の掌屈

コーレス骨折に対する屈曲整復法の操作手順は以下の通りである．
1) 両骨片の軸を合わせる（捻転・橈側転位の除去）．
2) 遠位骨片を過伸展し，そのまま前腕長軸方向に牽引する（短縮転位の除去）．
3) 遠位骨片を掌屈し整復する（背側転位の除去）．

【解答】2

重要ポイント

（6）前腕骨遠位端部骨折

症 状
- 疼痛：限局性圧痛，介達痛，運動痛が著明
- 腫脹：前腕遠位部，手関節，手部に著明（数時間で手指まで及ぶ）
- 異常可動性および軋轢音：認めることがある．
- 運動制限：手関節の運動，前腕の回旋運動，手指の巧緻運動が制限される．

整復法・固定法

> 牽引直圧整復法，屈曲整復法（過伸展→牽引→掌屈），コーレス骨折（前腕回内位，手関節軽度掌屈・尺屈位固定），スミス骨折（前腕回外位，手関節軽度背屈・尺屈位固定），固定期間（4～5週間）．

表Ⅰ-5-17　コーレス骨折の徒手整復法

整復法	手　順
牽引直圧整復法	a：前腕回内位で遠位方向へ牽引し，短縮転位，橈側転位，捻転転位を除去する． b：背側から直圧し，背側転位を除去する．
屈曲整復法	a：軸を合わせて，捻転転位，橈側転位を除去する． b：遠位骨片の過伸展＋前腕長軸方向へ牽引し，短縮転位を除去する． c：遠位骨片を掌屈し，背側転位を除去する．

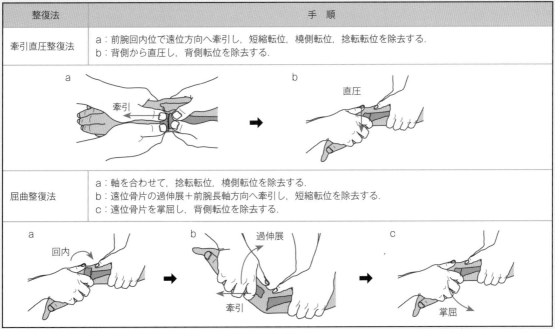

- 固定肢位
  - コーレス骨折：肘関節90°屈曲位，前腕回内位，手関節軽度掌屈・尺屈位（図Ⅰ-5-16）
  - スミス骨折：肘関節90°屈曲位，前腕回外位，手関節軽度背屈・尺屈位
- 固定範囲：上腕遠位部～MP関節手前
- 固定期間：4～5週間

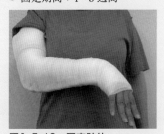

図Ⅰ-5-16　固定肢位
前腕回内位，手関節掌屈・尺屈位を
コットン・ローダー肢位という．

> **コットン・ローダー（Cotton-Lorder）肢位の問題点**
> ・前腕回内位では腕橈骨筋が緊張するため再転位しやすい．
> ・強い手関節掌屈位は手根管内圧を上昇させ，手根管症候群を生じやすい．

(6) 前腕骨遠位端部骨折

ポイント● 骨折線と骨片転位・症状

予想問題 5-61 □□□

コーレス (Colles) 骨折に対する固定法で正しいのはどれか.

1. 背側転位を予防するために前腕は回内位とする.
2. 手関節の強い掌屈位は手根管症候群を助長する.
3. 固定範囲は前腕近位部から MP 関節手前までとする.
4. 固定期間は約 8 週間を要する.

1. 2. 背側転位を予防するために手関節の固定肢位は掌屈位とするが, 強すぎる掌屈位は手根管内圧を高めるため正中神経障害 (手根管症候群) の原因となる.
3. 4. 固定範囲は上腕遠位部から MP 関節手前までとし, 4〜5 週間の固定期間を要する.

【解答】2

ポイント● 合併症

予想問題 5-62 □□□

橈骨遠位端部骨折の合併症で誤っている組合せはどれか.

1. 骨折の合併 ——— 尺骨茎状突起骨折
2. 脱臼骨折 ——— 月状骨脱臼
3. 末梢神経損傷 ——— 反射性交感神経性ジストロフィー (RSD)
4. 腱断裂 ——— 長母指伸筋腱

1. 合併する骨折としては尺骨茎状突起骨折や舟状骨骨折などがある.
2. 合併する脱臼としては遠位橈尺関節脱臼や月状骨脱臼などがある.
3. 反射性交感神経性ジストロフィー (RSD) とは複合性局所疼痛症候群 (CRPS) の 1 つで, そこにはズデック骨萎縮も含まれる. 末梢神経の損傷としては橈骨神経, 正中神経, 尺骨神経にみられる.
4. 長母指伸筋腱の断裂は受傷後数カ月後のリハビリ期間中に発生することが多い. とくに遠位骨片の橈側転位や捻転転位が残存すると, 長母指伸筋腱のリスター結節との機械的摩擦が増大し断裂を引き起こしやすくなる.

【解答】3

予想問題 5-63 □□□

橈骨遠位端部骨折の整復後の X 線評価で正しいのはどれか.

1. 骨折時, 橈骨遠位関節面の掌側傾斜角 (palmar tilt) は増加している.
2. 骨折時, 橈骨遠位関節面の尺側傾斜角 (radial inclination) は増加している.
3. 橈骨遠位端長の延長は尺骨突き上げ症候群を引き起こす.
4. 遠位骨片の背側転位の残存は手関節掌屈制限の原因となる.

1. 4. 骨折時に遠位骨片が背側転位していると, 掌側傾斜角 (正常で約 11°) は減少し背側への傾斜 (dorsal tilt) を呈する. 背側に傾斜したまま癒合すると手関節掌屈制限の原因となる.
2. 骨折時に遠位骨片が橈側転位していると, 尺側傾斜角 (正常で約 23°) は減少する.
3. 骨折時に遠位骨片が短縮転位していると, 橈骨遠位端長 (正常で約 12 mm) は減少する. 5 mm 以上の短縮は尺骨突き上げ症候群を引き起こすとされる.

【解答】4

> 重要ポイント

（6）前腕骨遠位端部骨折

合併症

> 合併症（尺骨茎状突起骨折，舟状骨骨折，遠位橈尺関節脱臼，月状骨脱臼，橈骨・正中・尺骨神経損傷，反射性交感神経性ジストロフィー，ズデック骨萎縮，長母指伸筋腱断裂，尺骨突き上げ症候群）．

- 骨折の合併：尺骨茎状突起骨折，舟状骨骨折
- 脱臼骨折：遠位橈尺関節脱臼，月状骨脱臼
- 関節拘縮：肘関節，手関節，手指の運動が制限される．
- 外傷性関節炎：手関節にみられる．
- 成長障害：橈骨遠位端骨端成長軟骨板の損傷により発生する．
- 神経損傷：橈骨神経，正中神経，尺骨神経損傷
- 反射性交感神経性ジストロフィー（RSD）：複合性局所疼痛症候群（CRPS）の1つ（ズデック骨萎縮を含む）で，個体差による内因性因子の占める割合が高い．
- 長母指伸筋腱の断裂：骨折時よりも受傷後2カ月以内での発生が多い．
- 手根管症候群：手関節掌屈位での固定は手根管内圧の上昇を招きやすく，正中神経麻痺を起す危険性が高い．
- 変形癒合：尺骨突き上げ症候群

表 I-5-18　橈骨遠位端部骨折後の変形癒合に対するX線評価

	橈骨遠位端長 （radial length）	橈骨遠位関節面の掌側傾斜角 （palmar tilt）	橈骨遠位関節面の尺側傾斜角 （radial inclination）
正常	● 正常は平均12 mmであるが，健側との比較により短縮した数値を示す．	● コーレス骨折時には背側傾斜角となるが，掌側傾斜角が11±10°となるよう整復する．	● 正常は23±10°であるため，この範囲に整復する．
転位	● 5 mm以上短縮すると尺骨突き上げ症候群や遠位橈尺関節不適合が生じる．	● 背屈20°以上で手関節掌屈制限によるADL障害，遠位橈尺関節の不適合が生じる．	● TFCC損傷（遠位橈尺関節不適合）が生じる．

（6）前腕骨遠位端部骨折

2）その他の橈骨遠位端部骨折
①バートン（Barton）骨折

ポイント● 特徴

予想問題 5-64　☐☐☐

バートン（Barton）骨折で誤っているのはどれか．

1. 背側型および掌側型の2種類に大別される．
2. 骨折線が手関節に及ぶ関節内骨折である．
3. 手部が脱臼位をとる脱臼骨折である．
4. 原則として保存療法を適応する．

　バートン骨折は骨折線が手関節に及ぶ関節内骨折であり，手部が背側または掌側に脱臼位をとる脱臼骨折でもある．分類としては，脱臼方向を基準として背側バートン骨折と掌側バートン骨折に大別される．徒手整復を行っても整復位の保持が難しく再転位しやすいため，多くは観血療法の適応となる．

【解答】4

ポイント● 発生機序・症状・整復法・固定法

予想問題 5-65　☐☐☐

背側バートン（Barton）骨折で誤っているのはどれか．

1. 発生機序はスミス骨折と類似する．
2. 遠位骨片は手根部とともに背側に転位する．
3. 前腕回外位で遠位方向に牽引し遠位骨片を直圧して整復する．
4. 固定期間は5～6週間を要する．

　背側バートン骨折はコーレス骨折と類似の機序で発生し，遠位骨片は手根部とともに背側に転位する．前腕回外位で遠位方向に牽引し遠位骨片を直圧して整復する．その後，肘関節90°屈曲位，前腕回外位，手関節軽度背屈位で，上腕遠位部からMP関節手前までの範囲を5～6週間固定する．

【解答】1

橈骨遠位端部骨折の複合問題

予想問題 5-66　☐☐☐

橈骨遠位端部骨折の手関節の固定肢位で誤っている組合せはどれか．2つ選べ．

1. コーレス（Colles）骨折 ──── 軽度掌屈位
2. スミス（Smith）骨折 ──── 軽度背屈位
3. 背側バートン（Barton）骨折 ── 軽度掌屈位
4. 掌側バートン（Barton）骨折 ── 軽度背屈位

1．2．コーレス骨折は背側への再転位を防ぐために手関節は軽度掌屈位，スミス骨折は掌側への転位を防ぐために軽度背屈位で固定する．
3．4．背側バートン骨折では手関節背側の靱帯を弛緩させることで遠位骨片の再転位を防ぐために手関節を軽度背屈位で固定する．一方，掌側バートン骨折はそれとは反対の理由により軽度掌屈位で固定する．

【解答】3・4

②ショウファー（Chauffeur）骨折

ポイント● 特徴

予想問題 5-67　☐☐☐

ショウファー（Chauffeur）骨折について正しいのはどれか．

1. 尺骨茎状突起部の単独骨折である．
2. 骨折線が遠位橈尺関節面に及ぶ関節内骨折である．
3. 手関節の橈背屈強制により発生する．
4. 橈骨手根関節は不全脱臼を呈する．

　ショウファー骨折とは橈骨茎状突起部での骨折で，骨折線が橈骨手根関節面に及ぶ関節内骨折である．手関節の背屈および橈屈強制により発生する．

【解答】3

(6) 前腕骨遠位端部骨折

2) その他の橈骨遠位端部骨折

①バートン（Barton）骨折

> 背側バートン骨折（背側転位, 手関節軽度背屈位固定）. 掌側バートン骨折（掌側転位, 手関節軽度掌屈位固定）.

特徴
- 骨折線が手関節に及ぶ関節内骨折である.
- 手部の背側または掌側への脱臼を伴う脱臼骨折となる.
- 整復位保持が困難なため, 観血療法となることが多い.

表Ⅰ-5-19 背側バートン骨折と掌側バートン骨折の比較

	背側バートン骨折	掌側バートン骨折
発生機序	手をついて転倒	
	コーレス骨折と類似	スミス骨折と類似
骨折線	背側へ	掌側へ
遠位骨片	手根部とともに背側転位	手根部とともに掌側転位
整復法	牽引（前腕回外位）＋直圧	牽引（前腕回内回外中間位）＋直圧
固定肢位	肘関節90°屈曲位 前腕回外位 手関節軽度背屈位	肘関節90°屈曲位 前腕回内回外中間位 手関節軽度掌屈位
固定範囲	上腕遠位部〜MP関節手前	
固定期間	5〜6週間	

②ショウファー（Chauffeur）骨折

> 橈骨茎状突起骨折

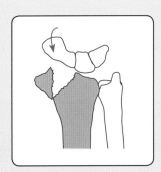

図Ⅰ-5-17 ショウファー骨折

特徴（図Ⅰ-5-17）
- 橈骨茎状突起骨折のことで, 骨折線が手関節（橈骨手根関節面）に及ぶ関節内骨折である.
- 手関節の背屈および橈屈強制により発生する.

(7) 手根部骨折

1) 舟状骨骨折

ポイント● 特徴・発生機序

予想問題 5-68 □□□

手の舟状骨骨折の発生で正しいのはどれか．

1. 手根骨骨折では三角骨骨折に次いで発生頻度が高い．
2. 高齢者に好発する．
3. 直達外力により発生することが多い．
4. 手関節背屈・橈屈位で手をついて転倒し受傷する．

手の舟状骨骨折は手根骨骨折のなかで最も発生頻度が高く，青壮年に好発する．手関節背屈・橈屈位で手をついて転倒した際の介達外力によって発生することが多い．

【解答】4

ポイント● 骨折部位による分類・症状

予想問題 5-69 □□□

手の舟状骨骨折で誤っているのはどれか．

1. 結節部骨折は関節外骨折である．
2. 中央1/3部骨折が最も多い．
3. 近位1/3部骨折で遠位骨片に骨壊死が起こりやすい．
4. スナッフボックス（snuff box）内の圧痛所見は舟状骨骨折を疑わせる．

1．2．舟状骨骨折は骨折の部位により関節外骨折（結節部骨折，遠位1/3部骨折）と関節内骨折（中央1/3部骨折，近位1/3部骨折）に大別できる．このうち，中央1/3部骨折（腰部骨折）が最も発生頻度が高い．
3．中央1/3部骨折の際に近位骨片への血液供給が断たれることで同骨片に阻血性骨壊死が発生しやすい．
4．手関節を尺屈位にするとスナッフボックスの基部（橈骨茎状突起のすぐ遠位）で舟状骨を触察することができ，この部位で限局性圧痛が認められる場合は舟状骨骨折が疑われる．

【解答】3

予想問題 5-70 □□□

手の舟状骨骨折の症状で誤っているのはどれか．

1. 腫脹は比較的軽度である．
2. 手関節の掌屈・尺屈強制により疼痛が増強する．
3. 第1・2中手骨からの軸圧痛がみられる．
4. 陳旧例では握力の低下を認める．

1．舟状骨骨折の腫脹は比較的軽度であり，スナッフボックス部などに限局してみられる．
2．受傷肢位である手関節背屈・橈屈位を強制すると疼痛が増強する．
3．軸圧痛は母指および示指（第1・2中手骨）から確認できる．
4．偽関節などに陥った陳旧例では手関節の運動痛や脱力感を訴えることが多く，握力の低下を認めることもある．

【解答】2

重要ポイント

(7) 手根部骨折

1) 舟状骨骨折

特徴・発生機序

> 発生頻度が高い．青壮年．介達外力（手関節背屈・橈屈位）．

- 手根骨骨折中で最も発生頻度が高い．
- 青壮年に多く発生する．
- 多くは介達外力により発生する．
- 手関節背屈・橈屈位で手をついて転倒し受傷する．

骨折部位による分類・症状

> 中央 1/3 部（腰部）骨折．圧痛（舟状骨結節部，スナッフボックス部）．運動痛（手関節背屈・橈屈）．軸圧痛（第 1・2 中手骨）．

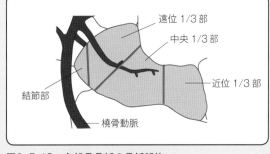

図 I-5-18　舟状骨骨折の骨折部位

- 骨折部位による分類（図 I-5-18）
  - ◆関節外骨折
    - ・結節部骨折
    - ・遠位 1/3 部骨折
  - ◆関節内骨折
    - ・中央 1/3 部（腰部）骨折：最も多い（図 I-5-19）
    - ・近位 1/3 部骨折
- 圧痛および腫脹：スナッフボックス（snuff box）部あるいは舟状骨結節部に限局して認める（図 I-5-20）．
- 運動痛：手関節背屈・橈屈時に著明
- 軸圧痛：第 1・2 中手骨より認められる．
- 握手をすると手根部に疼痛を訴える（握力の低下）．
- 陳旧例では手関節の運動痛，運動制限，脱力感を訴える（腕立て伏せができない）．

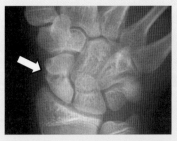

図 I-5-19　舟状骨骨折（中央 1/3 部骨折）

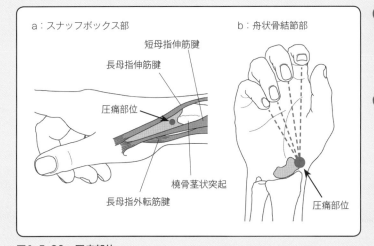

図 I-5-20　圧痛部位

> **スナッフボックス（解剖学的嗅ぎたばこ窩）**
> ・手関節橈側にある長母指伸筋腱，短母指伸筋腱（長母指外転筋腱），橈骨茎状突起に囲まれた陥凹のことで，この直下に舟状骨が位置する．

> **舟状骨結節部**
> ・手関節遠位の掌橈側にある結節で，母指以外の 4 指を軽度屈曲位にするとその長軸が収束する位置にある．

(7) 手根部骨折

ポイント● 治療方針・固定法

予想問題 5-71 □□□

手の舟状骨骨折の治療方針として保存療法が適応されるのはどれか.

1. 結節部骨折
2. 転位のある腰部骨折
3. 脱臼骨折
4. 偽関節に陥った陳旧例

舟状骨骨折の治療方針は以下の3つの選択肢に分かれる.
1) 新鮮安定型（結節部骨折, 転位のない腰部骨折）：保存療法
2) 新鮮不安定型（遠位1/3部の斜骨折, 転位のある腰部骨折および近位1/3部骨折, 脱臼骨折, 粉砕骨折）：観血療法
3) 遷延癒合や偽関節に陥った陳旧例：観血療法

【解答】1

予想問題 5-72 □□□

手の舟状骨骨折の固定法で誤っているのはどれか.

1. 手関節は軽度背屈・橈屈位とする.
2. 母指は最大橈側外転位とする.
3. 固定範囲は母指のみIP関節手前までとし, ほかの4指はMP関節手前までとする.
4. 固定期間は8〜12週間を要する.

1, 2. 固定肢位は手関節軽度背屈・橈屈位, 母指対立位（いわゆる"glass holding position"）とする.
3, 4. 固定範囲は前腕近位部からMP関節手前まで（母指のみIP関節手前まで）とし, 8〜12週間の固定を行う.

【解答】2

ポイント● 難治の理由

予想問題 5-73 □□□

手の舟状骨骨折の難治の理由で誤っているのはどれか.

1. 手関節の運動時に骨折部に働く牽引力が遷延癒合および偽関節の原因となる.
2. 中央から近位1/3部は関節内骨折となるため骨膜性仮骨の形成が期待できない.
3. 受傷直後のX線検査では骨折線を認めにくい.
4. 腫脹が軽度で圧痛も限局的であることから捻挫と誤診されやすい.

舟状骨骨折が難治である理由には以下のことが挙げられる.
・手関節の運動により骨折部に剪断力が働くため, 骨癒合が阻害され遷延癒合や偽関節に陥りやすい.
・好発する中央1/3部骨折は関節内骨折であるため骨膜性仮骨の形成が期待できない.
・同部での骨折では近位骨片への血液供給が断たれやすく, その結果阻血性骨壊死を発生しやすい.
・受傷直後のX線検査では骨折線を認めにくく, 腫脹や圧痛の所見も軽度で限局的であるため捻挫と誤診され骨折が看過されることも多い.

【解答】1

重要ポイント

(7) 手根部骨折

治療方針
- ハーバート（Herbert）分類と治療法の選択
  - 新鮮安定型⇒保存療法
    結節部骨折，腰部骨折（転位なし）
  - 新鮮不安定型⇒観血療法（図I-5-21）
    遠位1/3部（斜骨折），腰部骨折（転位あり）
    近位1/3部（転位あり），脱臼骨折，粉砕骨折
  - 遷延癒合，偽関節⇒観血療法
    （長期固定を拒否する場合やスポーツ現場への早期復帰を望む場合は
    観血療法を第1選択とする）

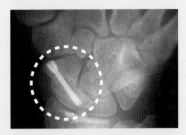

図I-5-21 観血療法（スクリュー固定）

固定法（安定型の場合）

> 固定肢位（手関節軽度背屈・橈屈位，母指対立位）．固定期間（8～12週間）．

- 固定肢位：手関節軽度背屈・橈屈位，母指対立位（glass holding position）（図I-5-22）
- 固定範囲：前腕近位部～MP関節手前（母指のみIP関節手前）
- 固定期間：8～12週間

合併症

> 遷延癒合．偽関節．手根不安定症．阻血性壊死（近位骨片）．

- 前腕遠位端部の脱臼骨折，ベネット（Bennett）骨折
- 月状骨脱臼
- 遷延癒合および偽関節
- 手根不安定症

難治の理由
- 手関節の橈屈，尺屈により骨折部に剪断力が働く．
- 近位骨片への血液供給が断たれやすい（阻血性壊死）．
- 関節内骨折では骨膜性仮骨が期待できない．
- 受傷時に骨折が看過されやすい（初期X線像では骨折線を認めにくい）．

図I-5-22 glass holding position
手でグラスを握った肢位（手関節軽度背屈・橈屈位，母指対立位）をいう．

重要ポイント＋ 手根不安定症

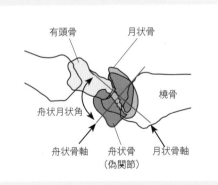

- 手根骨間の靱帯が断裂し，関節可動域制限や疼痛を伴った状態をいう．舟状骨骨折が偽関節となると，月状骨の遠位関節面が背側を向き舟状月状角が増大（70°以上）する．近位手根列背側回転型手根不安定症（DISI）となる．

（7）手根部骨折

2）その他の手根骨骨折

ポイント● 手根骨別の特徴

予想問題 5-74 □□□

疲労骨折が起きやすいのはどれか．

1. 三角骨骨折
2. 有頭骨骨折
3. 有鈎骨鈎骨折
4. 大菱形骨骨折

有鈎骨鈎は野球のバットやテニスのラケットなどを握った際にグリップエンドが当たる場所に位置している．そのようなスポーツでボールを打つ動作を繰り返すことによって，その反発力が有鈎骨鈎に加わり疲労骨折を起こす場合がある．

【解答】3

予想問題 5-75 □□□

次のうち最も偽関節が発生しにくいのはどれか．

1. 舟状骨結節部骨折
2. 大菱形骨結節部骨折
3. 有鈎骨鈎骨折
4. 豆状骨骨折

1. 舟状骨中央1/3部（腰部）骨折では骨折部に働く剪断力や血液供給の欠乏などの理由により偽関節が発生しやすい．一方，最も遠位に位置する結節部には橈骨動脈の枝が直接流入することから血行状況が良いため偽関節に陥ることは少ない．
2. 3. 大菱形骨の結節部や有鈎骨鈎の先端部は基部よりも血液供給が乏しいため，骨折により偽関節に陥りやすい．
4. 豆状骨は元来尺側手根屈筋腱内の種子骨であることから，筋による牽引力が骨折時の骨癒合を阻害することで偽関節に陥ることがある．

【解答】1

予想問題 5-76 □□□

手根骨骨折で正しいのはどれか．

1. 月状骨骨折では第2指からの軸圧痛を認める．
2. 三角骨骨折はほとんどが手背への直達外力により発生する．
3. 有頭骨骨折は月状骨骨折と合併することが多い．
4. 大菱形骨骨折で変形を残すと母指の運動が障害される．

1. 月状骨骨折では第3・4指からの軸圧痛を認める．
2. 三角骨骨折は手関節背屈位で手を衝いて転倒した場合（介達外力）や手背への打撃（直達外力）により発生する．
3. 有頭骨骨折は舟状骨骨折と合併することが多く，とくに舟状骨骨折により有頭骨の近位骨片の回旋転位を伴ったものは舟状骨有頭骨骨折症候群と呼ばれる．
4. 大菱形骨と第1中手骨による母指のCM関節は鞍関節であり2方向への外転運動（橈側外転，掌側外転）や分廻し運動に働いている．そのため，この部の骨折では変形を残すと母指の運動の障害となることから，解剖学的整復が求められる．

【解答】4

重要ポイント

（7）手根部骨折

2）その他の手根骨骨折

> 月状骨骨折（キーンベック病との鑑別），有鈎骨鈎骨折（グリップエンド骨折，ギヨン管症候群）．

表 I-5-20　その他の手根骨骨折の比較

骨折部位	発生機序	症状	その他の特徴
月状骨骨折	● 手をついて転倒（橈骨と有頭骨に圧迫）	● 手関節の疼痛および腫脹 ● 月状骨の圧痛 ● 第3・4指からの軸圧痛	● 単独骨折はまれである． ● キーンベック（Kienböck）病との鑑別が必要である．
三角骨骨折	● 手関節背屈位で手をついて転倒 ● 手背への打撃	● 三角骨の圧痛	● 舟状骨骨折や月状骨脱臼に合併することがある． ● 単独骨折では関節捻挫と誤診されやすい．
大菱形骨骨折	● 手関節背屈・橈屈位で手をついて転倒	● 母指球部の疼痛，腫脹 ● 母指のつまみ動作の障害	● 第1中手骨基部の骨折を合併することが多い． ● 変形を残すと母指の運動が障害される．
有頭骨骨折	● 手関節背屈位で手をついて転倒	● 横骨折（転位は軽度） ● 有頭骨の圧痛	● 舟状骨有頭骨骨折症候群（舟状骨骨折と合併した近位骨片の回旋転位）
有鈎骨鈎骨折	● グリップエンド骨折（野球，ゴルフ，テニスなど） ● 疲労骨折	● 有鈎骨鈎の圧痛 ● 握り動作による疼痛	● 偽関節やギヨン（Guyon）管症候群を起こしやすい．
豆状骨骨折	● 手関節背屈位で手をついて転倒 ● 裂離骨折（尺側手根屈筋による牽引）	● 尺側手根屈筋の抵抗運動で疼痛	● 偽関節を起こしやすい．

(8) 中手部骨折

1) 中手骨頸部骨折

ポイント● 特徴・発生機序・症状

予想問題 5-77 □□□

中手骨頸部骨折で正しいのはどれか.

1. ボクシング選手に多発する骨折である.
2. 第2中手骨に好発する.
3. 骨折部は掌側凸変形を呈する.
4. 拳を作るとナックルパートが消失してみえる.

1. 中手骨頸部骨折はボクシング選手に多発する骨折ではなく,ボクシング経験のない人が拳で物を強打して(たとえばゲームセンターのパンチングマシーンなど)発生する例が多い.
2. 通常パンチ動作を行うとボクシング経験のない人では曲線的な軌道を描く横からのフックになることが多いため,頸部骨折は第4または第5中手骨に多く発生する.
3. 骨折部は骨間筋および虫様筋の作用により背側凸の変形となる.
4. 骨折部の中手骨頭は掌側に屈曲転位するため,拳を作るとナックルパートは消失してみえる.

【解答】4

予想問題 5-78 □□□

中手骨頸部骨折で誤っているのはどれか.

1. 拳で物を強打して発生する.
2. 物を握る動作で疼痛が増強する.
3. MP関節伸展位,PIP・DIP関節軽度屈曲位で固定する.
4. 固定期間は3〜5週間を要する.

1. 拳で物を強打して発生することからボクサー骨折と呼ばれる.
2. 物を握る動作では疼痛の増強により運動が制限される.
3. MP関節は屈曲位(40〜70°)で固定することで手内在筋(骨間筋,虫様筋)が弛緩するため再転位を防ぐことができる.
4. 固定期間はおよそ3〜5週間である.

【解答】3

ポイント● 整復法

予想問題 5-79 □□□

中手骨頸部骨折の整復法で誤っているのはどれか.

1. はじめにMP関節を伸展位とする.
2. 遠位骨片を近位骨片の長軸遠位方向に牽引する.
3. 基節骨を介して遠位骨片を背側に突き上げる.
4. 近位骨片を背側から圧迫する.

中手骨頸部骨折の整復は以下の順で行う.
・MP関節を最大屈曲位とし,遠位骨片を近位骨片の長軸遠位方向に牽引する.
・基節骨を介して遠位骨片を背側に突き上げる.
・近位骨片を背側から圧迫し整復する.

1. MP関節を90°屈曲位にすることで側副靱帯が緊張するため,遠位骨片に対する牽引力が有効的に働く.

【解答】1

（8）中手部骨折

1）中手骨頸部骨折

特徴・発生機序

> ボクサー骨折．第4・5中手骨．背側凸変形．

- ボクサー骨折とも呼ばれる．
- 第4・5中手骨での発生が多い．
- 介達外力：拳で物を強打して発生する．

症状

> ナックルパートの消失．

- 疼痛：限局性圧痛，自発痛，運動痛，軸圧痛が著明
- 運動制限：物を握る運動が制限される．
- 変形（図Ⅰ-5-23）
  ・背側凸変形（骨間筋，虫様筋の作用）
  ・手を握ると中手骨骨頭の並びに異常がみられる（ナックルパートの消失）．

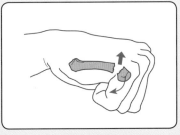

図Ⅰ-5-23 中手骨頸部骨折の変形

整復法・固定法

> 固定肢位（MP関節40〜70°屈曲位，IP関節軽度屈曲位）．固定期間（3〜5週間）．

- ジャス（Jahss）の90-90°整復法（図Ⅰ-5-24）
  ・MP関節90°屈曲位＋遠位方向に牽引する．
    →基節骨を介して遠位骨片を背側に突き上げる．
    →近位骨片を背側から圧迫し整復する．
- 固定肢位：手関節軽度背屈位，MP関節40〜70°屈曲位，IP関節軽度屈曲位
- 固定範囲：前腕遠位部〜指尖（背側および掌側副子）
- 固定期間：3〜5週間

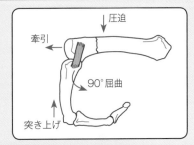

図Ⅰ-5-24 90-90°整復法

90-90°整復法の意義

・MP関節90°屈曲位にすることで，側副靱帯が緊張し遠位骨片に対する牽引力が有効に作用する．また，この肢位では骨間筋および虫様筋が弛緩するため，屈曲転位の除去にも有効である．

重要ポイント＋　90-90°固定法（第4・第5指）

・ジャスの90-90°整復法による整復終了時の肢位（MP関節・PIP関節90°屈曲位）の状態(a)で，吸水硬化性キャスト材を用いて行う固定法(b)である．

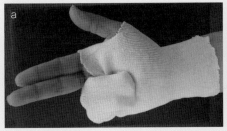
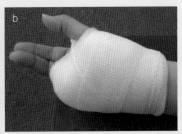

(8) 中手部骨折

2) 中手骨骨幹部骨折

ポイント● 発生機序・症状

予想問題 5-80 □□□

中手骨骨幹部骨折で正しいのはどれか.

1. 手背を強打された場合は開放性骨折になることもある.
2. パンチ動作による受傷では横骨折になることが多い.
3. 横骨折では骨折部が掌側凸変形を呈する.
4. 骨折部の異常可動性および軋轢音は証明しにくい.

1. 重量物の落下などにより手背に直達外力が加わって受傷した場合は開放性骨折となる場合もある.
2. パンチ動作による受傷では斜骨折や螺旋状骨折になることが多い.
3. 横骨折の骨折部は骨間筋や虫様筋の作用により背側凸の変形となる.
4. 中手骨の背側面は皮膚の直下に触れることができるため,完全骨折の場合は異常可動性や軋轢音が比較的著明に確認できる.

【解答】1

予想問題 5-81 □□□

オーバーラッピングフィンガーが生じやすいのはどれか.

1. 第2中手骨骨幹部骨折
2. 第3中手骨骨頭骨折
3. 第4中手骨頸部骨折
4. 第5中手骨基部骨折

第2および第5中手骨では深横中手靱帯の支持が片側のみであるため,骨幹部で斜骨折や螺旋状骨折を起こすと捻転転位および短縮転位が高度になりやすく,それがオーバーラッピングフィンガーの原因となる.

【解答】1

ポイント● 整復法・固定法

予想問題 5-82 □□□

オーバーラッピングフィンガーを防ぐ方法として誤っているのはどれか.

1. 整復時にはまずはじめに捻転転位を除去してから牽引を行う.
2. 整復後に指尖を遠位から見て爪甲が並行であることを確認する.
3. 固定肢位をとった際に患肢の指尖が豆状骨に向いていることを確認する.
4. 隣接指も含めて固定する.

1. 捻転転位の除去は牽引の前(または牽引中)に行う.
2. 整復後,MP関節伸展位の状態では指尖を遠位から見て爪甲が並行であることを確認する.
3. MP関節を屈曲させて固定肢位をとった際には,患部の指尖が舟状骨結節に向いていることを確認してから固定を行う.
4. 患部の指に隣接指も加えたbuddy(相棒という意味)固定とする.

【解答】3

重要ポイント

（8）中手部骨折

2）中手骨・骨幹部骨折

発生機序

> 直達外力（横骨折），介達外力（斜骨折，螺旋状骨折）．

- 直達外力
  - 手背を強打⇒横骨折（開放性骨折となる場合もある）
- 介達外力
  - 拳で物を強打⇒斜骨折，螺旋状骨折（図Ⅰ-5-25）

症状

> 背側凸変形．オーバーラッピングフィンガー．

- 変形
  - 横骨折：背側凸変形（骨間筋，虫様筋の作用）（図Ⅰ-5-26）
  - 斜骨折，螺旋状骨折：捻転転位や短縮転位（第2・5中手骨で高度となる）→オーバーラッピングフィンガー（図Ⅰ-5-27）の原因となる．
- 疼痛：限局性圧痛，自発痛，運動痛，軸圧痛が著明
- 腫脹：骨折部に著明
- 異常可動性および軋轢音：著明

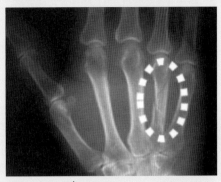

図Ⅰ-5-25　中手骨骨幹部骨折（螺旋状骨折）

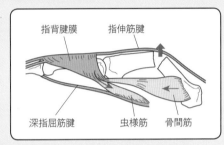

図Ⅰ-5-26　中手骨骨幹部骨折の骨片転位

整復法・固定法

> 捻転転位の除去．隣接指も含めた固定．固定期間（4〜6週間）．

- 手関節軽度背屈位で一方の手で遠位骨片を牽引＋他方の手で近位骨片を対抗牽引する．
  →両母指でそれぞれの骨折端を背側から圧迫し整復する（捻転転位除去を確認する．図Ⅰ-5-27, 28）．

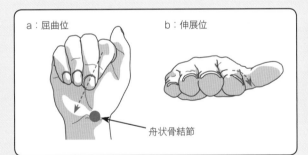

図Ⅰ-5-27　オーバーラッピングフィンガーの確認

MP関節屈曲位
＝指尖部が舟状骨結節に向くことを確認する．

MP関節伸展位
＝指尖を遠位から見て爪甲が並行していることを確認する．

- 固定肢位：手関節軽度背屈位，MP関節20〜45°屈曲位，PIP関節90°屈曲位，DIP関節45°屈曲位
- 固定範囲（図Ⅰ-5-29）
  - 背側副子：前腕近位部〜MP関節手前
  - 掌側副子：前腕近位部〜指尖（隣接指も含めて固定する＝buddy固定）
- 固定期間：4〜6週間

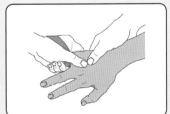

図Ⅰ-5-28　整復法

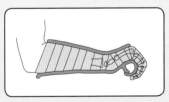

図Ⅰ-5-29　背側および掌側副子を用いた固定

(8) 中手部骨折

3) 中手骨基部骨折, 4) 中手骨骨頭骨折
①ベネット（Bennett）骨折

ポイント● 特徴・発生機序・症状

予想問題 5-83　☐☐☐

ベネット（Bennett）骨折で正しいのはどれか.

1. 第1中手骨基部背橈側面での脱臼骨折である.
2. 母指への急激な外転強制により発生する.
3. 近位骨片は母指内転筋の作用により内転転位を起こす.
4. 遠位骨片は長母指外転筋の作用により橈背側および延長転位を起こす.

1. 第1中手骨基部掌尺側面での脱臼骨折である.
2. 母指への急激な外転強制, 外転位での遠位方向からの軸圧, 屈曲内転位での背側または遠位方向からの外力などによって受傷する.
3. 近位骨片は転位せず大菱形骨との位置関係が正常な位置にとどまる.
4. 遠位骨片は長母指外転筋の作用により橈背側および短縮転位を起こすと同時に, 母指全体は母指内転筋により内転位を呈する.

【解答】2

ポイント● 固定法

予想問題 5-84　☐☐☐

ベネット（Bennett）骨折の固定法で誤っているのはどれか.

1. 長母指外転筋を弛緩させるため手関節は軽度背屈・橈屈位で固定する.
2. 母指は最大橈側外転位で固定する.
3. 母指のみ MP 関節を含めた固定範囲とする.
4. 外固定時に再転位を起こすことはほとんどない.

1～3. ベネット骨折に対する外固定は手関節軽度背屈・橈屈位, 母指最大橈側外転位とし, 前腕遠位部～母指のみ IP 関節手前（他指は MP 関節手前）までを5～6週間行う.
4. 外固定によって整復位を保持することは難しく, 長母指外転筋の作用が働くと遠位骨片は容易に再転位を起こす.

【解答】4

中手部骨折の複合問題

予想問題 5-85　☐☐☐

複数骨折となるのはどれか.

1. ベネット（Bennett）骨折
2. 逆ベネット（Bennett）骨折
3. ローランド（Roland）骨折
4. マレットフィンガー

1. ベネット骨折は骨折線が第1中手骨基部尺側面にある単数骨折である.
2. 逆ベネット骨折は尺側手根伸筋の牽引により第5中手骨基部で起きる単数骨折である.
3. ローランド骨折はベネット骨折にみられる第1中手骨基部尺側の骨片に背橈側の骨片が加わったもので, Y・T・V 字型の骨折線を有する複数骨折である.
4. マレットフィンガーは突き指により指伸筋腱（終止腱）付着部で発生する損傷で, 腱断裂（Ⅰ型）, 裂離骨折（Ⅱ型）, 関節内骨折（Ⅲ型）に分類されるが, 通常Ⅱ・Ⅲ型ともに単数骨折である.

【解答】3

重要ポイント

(8) 中手部骨折

3) 中手骨基部骨折

①ベネット（Bennett）骨折

> 第1中手骨基部掌尺側面．近位骨片（原位置）．遠位骨片（橈背側・短縮転位：長母指外転筋，内転転位：母指内転筋）．固定肢位（手関節軽度背屈・橈屈位，母指最大外転位）．固定期間（5～6週間）．

特徴・発生機序
- 第1中手骨基部掌尺側面での脱臼骨折（関節内骨折）である．
- 介達外力
  ・母指への急激な外転強制
  ・母指が外転した状態で遠位からの軸圧   ⇒関節包を損傷して発生する．
  ・母指が屈曲内転した状態で背側または遠位からの外力

症状
- 骨片転位（図Ⅰ-5-30）
  ・近位骨片：原位置にとどまる（大菱形骨との位置関係は正常）．
  ・遠位骨片：橈背側転位，短縮転位（長母指外転筋の作用）
          内転転位（母指内転筋の作用）
- 疼痛および腫脹：中手骨基部に限局性圧痛と腫脹がみられる．
- 運動制限：母指の内転・外転運動および対立運動（つまみ動作）が制限される．

整復法・固定法
- 手関節を背屈かつ橈屈させる（長母指外転筋の弛緩）．
  →母指を遠位方向に牽引しながら橈側外転させる（短縮転位，屈曲転位，内転転位の除去）．
  →橈背側から骨折部を圧迫し整復する．（橈背側転位の除去）
- 固定肢位：手関節軽度背屈・橈屈位，母指最大橈側外転位
- 固定範囲：前腕遠位部～母指のみIP関節手前（他指はMP関節手前）
- 固定期間：5～6週間

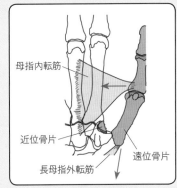
図Ⅰ-5-30　ベネット骨折
（掌側から見た骨片転位）

②ローランド（Roland）骨折（図Ⅰ-5-31）
- ベネット骨折にみられる第1中手骨基部掌尺側の骨片に背橈側の骨片が加わったものである．
- Y・T・V字型の骨折線を有する関節内骨折である．
- ベネット骨折よりも治療が困難なため，観血療法が適応される．

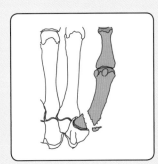
図Ⅰ-5-31　ローランド骨折

③第5中手骨基部骨折（逆ベネット骨折）（図Ⅰ-5-32）
- 小指CM関節内に骨片を残して亜脱臼したもの．
- 遠位骨片は尺側手根伸筋により牽引される．

4) 中手骨骨頭骨折
- 圧砕による粉砕骨折が多い．
- 骨片が小さい場合は保存療法，大きい場合は観血療法となる．

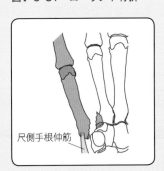
図Ⅰ-5-32　逆ベネット骨折

（9）手指部骨折

1）基節骨骨折，2）中節骨骨折
ポイント● 固定法

予想問題 5-86 ☐☐☐

浅指屈筋腱付着部より近位の中節骨骨幹部骨折の固定肢位はどれか．

1. 手関節軽度背屈位，MP 関節軽度屈曲位，PIP・DIP 関節伸展位
2. 手関節軽度背屈位，MP 関節軽度屈曲位，PIP・DIP 関節屈曲位
3. 手関節軽度背屈位，MP 関節伸展位，PIP・DIP 関節伸展位
4. 手関節軽度背屈位，MP 関節伸展位，PIP・DIP 関節屈曲位

　浅指屈筋腱付着部より近位の中節骨骨幹部骨折では背側転位（伸展位）した近位骨片に合わせて遠位骨片を整復することから，それに基づき固定肢位は PIP・DIP 関節ともに伸展位となる（手関節と MP 関節はそれぞれ良肢位である軽度背屈位および軽度屈曲位となる）．

【解答】1

①中節骨掌側板付着部裂離骨折
ポイント● 特徴・症状・固定法

予想問題 5-87 ☐☐☐

中節骨掌側板付着部裂離骨折で誤っているのはどれか．

1. 突き指損傷などにより手指が過伸展されて発生する．
2. PIP 関節の掌側脱臼に合併する．
3. PIP 関節掌側に限局性圧痛が著明である．
4. 不安定性が強い場合は safe position で固定する．

1〜3．中節骨掌側板付着部裂離骨折は手指の過伸展強制や PIP 関節の背側脱臼に伴って発生することが多い．PIP 関節掌側に疼痛（限局性圧痛，自発痛，運動痛），腫脹，皮下出血斑が認められる．

4. safe position（安全肢位）とは MP 関節 90°屈曲位，PIP・DIP 関節伸展位のことで，この肢位では各関節の側副靱帯が緊張するため関節拘縮を予防するとともに損傷部の安定性を高めることができる．

【解答】2

手指部骨折の複合問題

予想問題 5-88 ☐☐☐

骨折部が掌側凸変形となるのはどれか．2 つ選べ．

1. 中手骨骨幹部骨折
2. 基節骨骨幹部骨折
3. 中節骨骨幹部骨折（浅指屈筋腱付着部より近位の骨折）
4. 中節骨骨幹部骨折（浅指屈筋腱付着部より遠位の骨折）

　中手骨および手指骨の骨幹部骨折では，遠位骨片の骨折端が向く方向に骨折部が突出する．

1. 中手骨骨幹部骨折では，遠位骨片は骨間筋および虫様筋の作用により屈曲転位を起こすため，骨折部は背側凸の変形となる．
2. 基節骨骨幹部骨折では，遠位骨片は指背腱膜の作用により背側転位（伸展位）を起こすため，骨折部は掌側凸の変形となる．
3. 浅指屈筋腱付着部より近位の中節骨骨幹部骨折では，遠位骨片は浅指屈筋の作用により屈曲転位を起こすため，骨折部は背側凸の変形となる．
4. 浅指屈筋腱付着部より遠位の中節骨骨幹部骨折では，遠位骨片は指伸筋の作用により背側転位（伸展位）を起こすため，骨折部は掌側凸の変形となる．

【解答】2・4

重要ポイント

(9) 手指部骨折

1) 基節骨骨折

全体的特徴
- スポーツ活動時などに手指の過伸展や過屈曲で受傷することが多い（突き指損傷）．
- 直達外力，介達外力ともに多く発生する．

①基節骨骨頭・頸部骨折
- 小児に多く発生する．
- 整復位保持が困難な場合は，観血療法の適応となる．
- 骨折と同時に遠位方向に強く牽引されると，遠位骨片は回転し関節包や側副靱帯によって固定され徒手整復が困難となる．

②基節骨骨幹部骨折

> 直達外力（横骨折，粉砕骨折）．介達外力（斜骨折，螺旋状骨折）．近位骨片（屈曲転位）．遠位骨片（背側転位）．掌側凸変形．回旋転位の除去．隣接指も含めた固定．

発生機序
- 直達外力
  - ドアなどに挟まれて受傷⇒横骨折，粉砕骨折
- 介達外力
  - 手指を捻じるような回旋力により受傷⇒斜骨折，螺旋状骨折

症　状
- 骨片転位（図Ⅰ-5-33）
  - 近位骨片：屈曲転位（虫様筋，骨間筋の作用）
  - 遠位骨片：背側転位（指背腱膜の作用）
- 変形：掌側凸変形

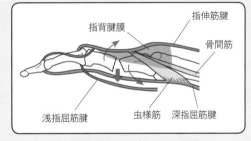

図Ⅰ-5-33　基節骨骨幹部骨折の骨片転位

整復法・固定法（図Ⅰ-5-34）
- MP関節最大屈曲位で遠位骨片を牽引する（同時に捻転転位の除去）．
  - → PIP関節を屈曲しながら両母指でそれぞれの骨折端を掌側から圧迫し整復する．
- 固定肢位：手関節軽度背屈位，MP関節軽度屈曲位，PIP関節70°屈曲位，DIP関節20°屈曲位
- 固定範囲：前腕中央部〜指尖まで（隣接指も含めて固定）

③基節骨基部骨折
- 小児では骨端線離開となることが多い．
- 背側転位と捻転転位を伴う

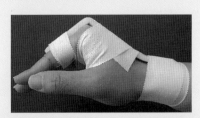

図Ⅰ-5-34　extension block 固定法

> **extension block**
> ・手内在筋優位肢位（MP関節90°屈曲位，PIP・DIP関節伸展位）で固定し，掌側はIP関節の自動屈曲運動が可能となるように解放する．再転位が起きにくく，関節拘縮を防ぐこともできる．

重要ポイント

(9) 手指部骨折

2) 中節骨骨折

全体的特徴
- 基節骨骨折に比べ，発生頻度は低い．
- 手指をドアなどに挟まれた場合やスポーツ外傷などで発生する．

①中節骨頸部骨折
- 小児に多く，発生機序や症状などは基節骨頸部骨折とほぼ同様である．

②中節骨骨幹部骨折

> 直達外力（横骨折，粉砕骨折），介達外力（斜骨折，螺旋状骨折），近位の骨折（近位骨片：背側転位，遠位骨片：屈曲転位，背側凸変形），遠位の骨折（近位骨片：屈曲転位，遠位骨片：背側転位，掌側凸変形），固定肢位（近位の骨折：PIP・DIP関節伸展位，遠位の骨折：PIP・DIP関節屈曲位）．

発生機序
- 直達外力
  - ドアなどに挟まれて受傷⇒横骨折，粉砕骨折
- 介達外力
  - 手指を捻じるような回旋力により受傷⇒斜骨折，螺旋状骨折

骨片転位と変形

表I-5-21　浅指屈筋腱付着部より近位および遠位の骨折の比較

	浅指屈筋腱付着部より近位の骨折	浅指屈筋腱付着部より遠位の骨折
骨片転位	[近位骨片] 背側転位 [遠位骨片] 屈曲転位	[近位骨片] 屈曲転位 [遠位骨片] 背側転位
変形	背側凸変形	掌側凸変形

症状
- 疼痛：限局性圧痛，自発痛，運動痛，介達痛が著明
- 腫脹および皮下出血斑：骨折部に著明
- 異常可動性および軋轢音：著明

整復法
- 一方の手で遠位骨片を牽引しながら，他方の手で近位骨片を対抗牽引する．
  → 遠位骨片を屈曲あるいは伸展して整復する．

(9) 手指部骨折

固定法
- 固定肢位（図Ⅰ-5-35）
  - 近位の骨折：手関節軽度背屈位，MP関節軽度屈曲位，PIP・DIP関節伸展位
  - 遠位の骨折：手関節軽度背屈位，MP関節軽度屈曲位，PIP・DIP関節屈曲位

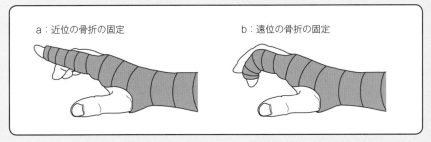

図Ⅰ-5-35　固定法

③中節骨基部骨折
- 受傷時の外力が大きいと脱臼を合併することがある．
- 骨片が大きく，骨折部の安定性が不良の場合は観血療法の適応となる．

④中節骨掌側板付着部裂離骨折（図Ⅰ-5-36）

> PIP関節背側脱臼．腫脹および皮下出血斑（PIP関節掌側）．

特　徴
- スポーツ活動時などに手指の過伸展で受傷することが多い（突き指損傷）．
- PIP関節の背側脱臼に合併する．
- 捻挫と誤診されることも多い．

症　状
- 疼痛：限局性圧痛，自発痛，運動痛が著明
- 腫脹および皮下出血斑：PIP関節掌側に著明
- 過伸展時に背側への不安定性を認める．

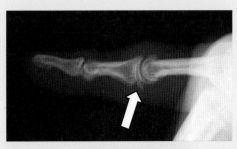

図Ⅰ-5-36　中節骨掌側板付着部裂離骨折

整復法・固定法
- PIP関節屈曲位で掌側板を遠位方向に圧迫して整復する．
- MP関節90°屈曲位，PIP・DIP関節伸展位（安全肢位 safe position）で固定する（図Ⅰ-5-37）．

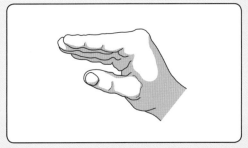

図Ⅰ-5-37　safe position

> **safe position の意義**
> ・MP関節90°屈曲位，PIP・DIP関節伸展位とすることで各関節の側副靱帯が緊張するため，固定除去後の関節拘縮を予防できることから"安全肢位"と呼ばれる．手内在筋（骨間筋，虫様筋）を収縮させた肢位である"手内在筋優位肢位（intrinsic plus position）"と同じ肢位でもある．

(9) 手指部骨折

3）末節骨骨折

ポイント● 全体的特徴

予想問題 5-89 □□□

末節骨骨折で正しいのはどれか．

1. 手指骨骨折の中で基節骨についで発生頻度が高い．
2. 小児では骨端線離開となることが多い．
3. 直達外力により突き指損傷となる．
4. 介達外力による受傷では縦骨折になることが多い．

1. 手指骨骨折の中では発生頻度が最も高く，ついで基節骨，中節骨の順である．
2. 小児では骨端線離開（とくにソルター・ハリス分類のⅠ型）となることが多い．
3. 直達外力による受傷では粉砕骨折や縦骨折になることが多い．
4. 介達外力による突き指損傷でマレットフィンガーが発生する．

【解答】2

マレットフィンガー（mallet finger）

ポイント● 分類・症状・固定法

予想問題 5-90 □□□

マレットフィンガーのスタック（Stack）分類のⅠ型で誤っているのはどれか．

1. DIP 関節の屈曲強制により発生する．
2. 終止腱付着部の裂離骨折である．
3. DIP 関節を過伸展位で固定する．
4. マレットフィンガーの中で固定期間が最も長期となる．

1. 2. DIP 関節の屈曲強制により発生した終止腱の断裂が分類される．
3. 4. 原則として保存療法が適応され，DIP 関節を過伸展位として6～8週間（マレットフィンガーのなかでは最も長期）の固定を行う．

【解答】2

予想問題 5-91 □□□

マレットフィンガーのスタック（Stack）分類のⅢ型で誤っているのはどれか．

1. DIP 関節の伸展強制により発生する．
2. 末節骨背側の関節面における関節内骨折である．
3. 脱臼骨折になりやすく，その場合は観血療法も適応される．
4. 保存療法では DIP 関節を過伸展位で固定する．

1. 2. DIP 関節の伸展強制により発生した末節骨背側の関節面における関節内骨折である．
3. 4. 脱臼骨折になりやすく，その場合は観血療法も適応される．比較的安定性が良好な場合は保存療法の適応となり，DIP 関節を伸展位として5～6週間の固定を行う．

【解答】4

重要ポイント

(9) 手指部骨折

3) 末節骨骨折

> 骨端線離開．直達外力（縦骨折，横骨折，粉砕骨折）．突き指損傷．

全体的特徴
- 手指骨の骨折の中で最も多い（中指に好発する）．
- 小児では骨端線離開となる（ソルター・ハリス分類のⅠ型が多い）．
- 直達外力によるものが多く，縦骨折，横骨折，粉砕骨折を呈する．
- 介達外力によるものは突き指損傷となる（マレットフィンガーなど）．

①末節骨骨幹部骨折
- 深指屈筋腱付着部より近位の骨折
  ・近位骨片：背側転位（または原位置），遠位骨片：屈曲転位
- 深指屈筋腱付着部より遠位の骨折：爪の保護によりほとんど転位しない．

②マレットフィンガー（mallet finger）／槌指；ハンマー指

> 分類（Ⅰ型：終止腱の断裂，Ⅱ型：裂離骨折，Ⅲ型：脱臼骨折）．治療法（Ⅰ・Ⅱ型：保存療法，Ⅲ型：観血療法）．固定肢位（Ⅰ・Ⅱ型：DIP関節過伸展位，Ⅲ型：DIP関節伸展位）．固定期間（Ⅰ型：6〜8週間，Ⅱ・Ⅲ型：5〜6週間）．

分類

表Ⅰ-5-22 スタック（Stack）分類

	Ⅰ型（腱断裂）	Ⅱ型（裂離骨折）	Ⅲ型（関節内骨折）
発生機序	DIP関節の屈曲強制		DIP関節の伸展強制
損傷部位	終止腱の断裂	腱付着部の裂離骨折	末節骨背側関節面の骨折　脱臼骨折になりやすい

・一般的にⅠ型を腱性マレットフィンガー，Ⅱ・Ⅲ型を骨性マレットフィンガーと呼ぶ．

症状
- 疼痛および腫脹：DIP関節部に著明
- 運動制限：DIP関節は屈曲変形し，自動伸展は不能となる（図Ⅰ-5-38）．

治療方針
- Ⅰ・Ⅱ型：保存療法
- Ⅲ型：安定性良好な例では保存療法，脱臼骨折では観血療法の適応となる．

固定法
- 固定肢位（図Ⅰ-5-39）
  ・Ⅰ・Ⅱ型：DIP関節過伸展位，Ⅲ型：DIP関節伸展位

固定期間
・Ⅰ型：6〜8週間，Ⅱ・Ⅲ型：5〜6週間

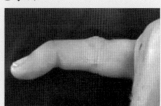

図Ⅰ-5-38 DIP関節の屈曲変形

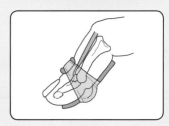

図Ⅰ-5-39 掌側副子による固定

臨床実地問題（2）

ポイント● 鎖骨骨折における保存療法の限界

予想問題 5-92

16歳の男性．柔道の試合で投げ技をかけられた際に右肩を畳に強打した．頭部を右に傾けながら左手で右肘を支えるように把持して救護室に連れられて来た．外観上で右の肩幅が左よりも狭く見えたため，鎖骨を触察したところ階段状の変形が触知できた．この疾患に対して保存療法を適応するのが困難な場合はどれか．

1. 近位1/3部の骨折で遠位骨片が前方に転位している場合
2. 中央1/3部の骨折で近位骨片が後上方に転位している場合
3. 遠位1/3部の骨折で烏口鎖骨靱帯が断裂している場合
4. 遠位1/3・中央1/3境界部の骨折で第3骨片を有する場合

救護室に連れられて来た際にとっていた疼痛緩和肢位（頭部を患側に傾けながら患側肢を健側の手で保持する姿勢）や患部の変形（肩幅の減少，鎖骨の階段状変形）の所見から，鎖骨骨折を疑う．
鎖骨骨折における保存療法の限界には以下の場合がある．
・遠位端部骨折で烏口鎖骨靱帯が断裂しているもの
・粉砕骨折で整復位保持が困難なもの
・直立した第三骨片により皮下貫通の恐れのあるもの
・その他：開放性骨折，胸膜や肺尖損傷の合併，神経や血管損傷の合併，軟部組織の介在による徒手整復不能例，有痛性偽関節など

【解答】3

ポイント● 上腕骨外科頸骨折（嵌入骨折）の症状・治療法

予想問題 5-93

75歳の女性．自宅の風呂場で転倒し受傷した．右肩部の腫脹および上腕部と前胸部に皮下出血斑が認められ，近隣の整形外科で上腕骨外科頸骨折と診断された．その際のX線像（正面像）を示す．
この疾患で正しいのはどれか．

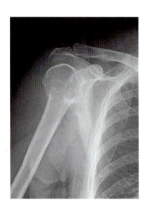

1. 肩関節の自動運動はわずかに可能である．
2. 屈曲整復法により徒手整復を行う．
3. 外転位装具を用いて肩関節60°外転位で固定する．
4. 固定期間は約10週間を要する．

X線像より上腕骨外科頸骨折の嵌合骨折と判断できる．
1. 上腕骨外科頸骨折では一般的に肩関節の運動は著しく制限され自動運動は不能となるが，両骨折端が嚙み合った嵌合骨折ではわずかに自動運動が可能である．
2. この症例のようにほとんど骨片転位がみられない嵌合骨折では徒手整復は不要である．
3. 徒手整復を行わない場合は上肢を下垂位または肩関節軽度外転位とし，バストバンドなどを用いて上肢を体幹と固定する方法が望ましい．
4. 固定期間は約5週間程度を要する．

【解答】1

ポイント● 上腕骨骨幹部骨折の症状・合併症

予想問題 5-94 □□□

40歳の男性．ゲームセンターで腕相撲のゲームを行っていたところ突然の「バキッ」という音とともに右腕に脱力感と激痛が出現した．右上腕の中央部に異常な変形と皮下出血斑が確認できたため救急病院を受診したところ，医師により骨折と診断された．この疾患で正しいのはどれか．

1. 横骨折になっていると考えられる．
2. 横骨折ではとくに偽関節が発生しやすい．
3. 機能的装具（functional brace）による固定では変形癒合が少ない．
4. 固定中に橈骨神経損傷を合併することはない．

受傷機転（腕相撲）や上腕中央部にみられる所見（変形，皮下出血斑）から上腕骨骨幹部骨折を疑う．

1. 投球動作や腕相撲の際に発生した上腕骨骨幹部骨折では，遠位骨片が近位骨片に対して外旋転位した螺旋状骨折が多い．
2. この部位は緻密質に富むため仮骨形成に不利であり，整復位保持の固定が困難なため骨折時には偽関節が合併しやすい．とくに横骨折では近位骨片と遠位骨片の接触面が小さいため，発生しやすいとされる．
3. 機能的装具による固定は固定範囲を骨折部に限るため，固定中でも肩関節や肘関節の自動運動が可能となり関節拘縮の予防には利点があるが，その反面，屈曲変形などの変形癒合に至る可能性が高くなる．
4. 橈骨神経は上腕骨の後面（橈骨神経溝）を密着して走行しているため，骨折時の併発症として神経損傷が発生しやすい．さらに，続発症として固定中に形成される仮骨によって圧迫または埋没されることで神経損傷が発生することもある．

【解答】2

ポイント● 上腕骨外顆骨折の固定法

予想問題 5-95 □□□

10歳の男児．体育の授業で跳び箱を跳んだ際にバランスを崩し右手を衝いて転倒した．外観上，大きな変形はみられないが，右肘関節の外側部に軽度の腫脹を認めると同時に上腕骨外顆部に圧痛も確認できた．また，前腕の回旋時痛および肘関節の伸展時痛が著明で，橈骨長軸からの軸圧痛も認められた．医科への対診により骨折と診断され，保存療法の適応となった．この疾患に対する固定法として正しいのはどれか．

1. 固定肢位は肘関節90°屈曲位，前腕回内位とする．
2. 固定範囲は上腕近位部から前腕遠位部までとする．
3. 阻血性拘縮を防ぐためにギプスによる全周固定は行わない．
4. 固定期間は3～4週間を要する．

肘関節外側部に認められた腫脹および圧痛（上腕骨外顆部），運動痛（前腕の回旋時，肘関節の伸展時），軸圧痛（橈骨長軸）の所見から上腕骨外顆骨折を疑う．また，医師の診断より保存療法が適応されたことから遠位骨片の転位がない（または軽度）タイプであると考えられる．

1, 2, 4. 前腕伸筋群による伸張力が加わらないように肘関節90°屈曲位，前腕回外位（～回内回外中間位までの範囲）の肢位で，上腕近位部からMP関節手前までの範囲を3～4週間固定する．
3. 転位が軽度な上腕骨外顆骨折では腫脹も軽度であり，固定による圧迫が阻血性拘縮を起こす危険性は少ない．そのため一般的にはギプスによる全周固定が多く用いられている．

【解答】4

臨床実地問題（2）

ポイント● 橈骨遠位端部骨折の症状・治療法

予想問題 5-96

55歳の女性．雪の日に外出し，歩いていた際に足を滑らせ，右手をついて転倒した．右手首周辺に激痛と腫脹が著明

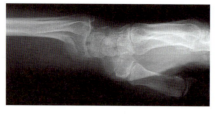

にみられたため，近隣の整形外科を受診した．その際のX線像（側面像）を示す．
この疾患で正しいのはどれか．

1. 外観上，フォーク状変形がみられる．
2. 遠位骨片は回外転位している．
3. 整復は前腕回外位で行う．
4. 固定肢位はコットン・ローダー肢位とする．

X線像より橈骨遠位端部骨折の屈曲型（スミス骨折）と判断できる．

1. スミス骨折で遠位骨片の掌側転位による外観上の変形は鋤状変形と呼ばれる．フォーク状変形とはコーレス骨折における遠位骨片の背側転位による変形をいう．
2. スミス骨折では遠位骨片の掌側・橈側・短縮・捻転（回内）転位が定型的である．
3. スミス骨折に対する一般的な整復は，前腕回外位で遠位骨片を牽引し，短縮・橈側・捻転転位を除去した後，掌側から直圧して掌側転位を除去する方法（牽引直圧整復法）が用いられる．
4. スミス骨折では肘関節90°屈曲位，前腕回外位，手関節軽度背屈・尺屈位で固定する．コットン・ローダー肢位とは前腕回内位，手関節掌屈・尺屈位をいい，コーレス骨折に対する固定肢位である．

【解答】3

ポイント● 舟状骨骨折の合併症

予想問題 5-97

20歳の男性．大学のラグビー部に所属している．2週間前タックルを受け，右手をついて転倒した．その直後，手根部に強い痛みを感じたため，近隣の整形外科を受診したがX線像には異常はなかった．現在も握手時の手根部痛，スナッフボックス部の圧痛，第1・2中手骨長軸からの軸圧痛が著明である．この疾患の後遺症として誤っているのはどれか．

1. 偽関節
2. 阻血性骨壊死
3. ズデック（Sudeck）骨萎縮
4. 手根不安定症

2週間前の受傷直後の症状（手関節背屈・橈屈時の運動痛）に加え，現在も残る握手時の痛み，圧痛（スナッフボックス部），軸圧痛（第1・2中手骨長軸）の所見から舟状骨骨折を疑う．

1. 4. 手関節の運動（とくに橈屈・尺屈）により骨折部に剪断力が働く点，または多発する中央1/3部骨折は関節内骨折であるため骨膜性仮骨の形成が期待できないという点からこの骨折は骨癒合が不利であり，遷延癒合および偽関節に至る場合も多い．さらに，偽関節に陥ると同部が不安定となり手根不安定症を生じる．とくに舟状骨月状骨解離により月状骨の遠位関節面が背側を向き，舟状月状角が増大する近位手根列背側回転型手根不安定症（DISI）の発生が多い．
2. 舟状骨への血液供給は背側隆起から流入する橈骨動脈の枝が主である．中央1/3部骨折ではこの血管の断裂により近位骨片への血液供給が断たれやすく，その結果，阻血性骨壊死が発生する．
3. ズデック骨萎縮は骨折後の四肢遠位部に起こりやすい有痛性の骨萎縮のことで，橈骨遠位端部骨折や踵骨骨折で好発する．

【解答】3

ポイント● 中手骨骨幹部骨折の症状・治療法

予想問題 5-98 □□□

30歳の女性．生後3カ月の娘を抱いたまま体のバランスを崩して転倒し，右手の甲を食卓の角にぶつけた．出血はなかったが，疼痛が強かったため，近隣の整形外科を受診した．その際のX線像（45°回内位像）を示す．この疾患で正しいのはどれか．

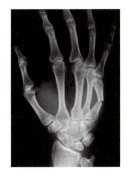

1. 掌側凸変形の横骨折となっている．
2. 屈曲整復法を用いて整復を行う．
3. 第5指のみの固定でよい．
4. 固定期間は4～6週間を要する．

X線像より第5中手骨骨幹部骨折と判断できる．
1. 手背部への直達外力により骨折部は背側凸変形を呈した横骨折となっている．
2. 中手骨骨幹部骨折に屈曲整復法を用いることはない．整復は近位骨片を把持しながら遠位骨片に牽引を加え，さらに骨折部を背側から押圧することで屈曲転位を除去する．
3. 再転位やオーバーラッピングフィンガーを予防することを目的に隣接指（第4指）も含めbuddy固定を行うことが望ましい．
4. 骨幹部は緻密質が多く骨癒合が不利なことから，固定期間は頸部骨折よりもやや長めの4～6週間を要する．

【解答】4

ポイント● マレットフィンガーの治療法

予想問題 5-99 □□□

35歳の男性．ソフトボール大会に参加した際に，外野での守備中に打球を取り損ねて右中指の先端にボールが当たった．痛みはあったがそのまま試合には参加し続けた．翌日になって右中指のDIP関節が屈曲したままで伸展できないことに気付いた．この疾患の治療法で正しいのはどれか．

1. 終止腱が断裂している場合はDIP関節を軽度屈曲位で固定する．
2. 終止腱付着部での裂離骨折の場合は固定期間に5～6週間を要する．
3. 末節骨が脱臼骨折となっている場合は遠位骨片が背側に転位していることが多い．
4. 後遺症としてDIP関節の屈曲変形を残すことはほとんどない．

1. 終止腱が断裂している場合（スタック分類のⅠ型）はDIP関節を過伸展位で6～8週間固定する．
2. 終止腱付着部での裂離骨折の場合（スタック分類のⅡ型）はDIP関節を過伸展位で5～6週間固定する．
3. 末節骨背側関節面での関節内骨折（スタック分類のⅢ型）では遠位骨片が掌側に転位する脱臼骨折になりやすく，その場合は観血療法の適応となる．
4. 保存療法では，早期の固定除去などが原因となり断裂した腱や骨折部の癒合が得られないままDIP関節の屈曲変形を遺残する例もよくみられる．

【解答】2

II 脱臼

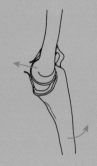
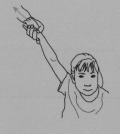
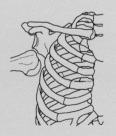
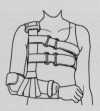

1 頭部・脊椎の脱臼

（1）顎関節脱臼

ポイント● 特徴・分類

予想問題 1-1 □□□

顎関節脱臼で正しいのはどれか．

1. 男性に多い．
2. 関節包が破れることが多い．
3. 反復性脱臼になりやすい．
4. 後方脱臼が多い．

1. 男性に比べ，女性は側頭骨の関節窩が浅いため脱臼しやすい．
2. 関節包や外側靱帯が緩く伸張するため，関節包を破ることはほとんどない．
3. 固定は不十分で期間も短いと反復性脱臼になりやすい．肩関節脱臼や膝蓋骨脱臼も反復性脱臼になりやすい．
4. 顎関節脱臼中，前方脱臼が最も多い．後方脱臼はほとんど発生しないまれな脱臼である．

【解答】3

1）顎関節前方脱臼

ポイント● 発生機序・症状

予想問題 1-2 □□□

顎関節前方脱臼で誤っているのはどれか．

1. 頬部は扁平となる．
2. 閉口不能となる．
3. 直達外力による受傷が多い．
4. 咬筋の牽引により弾発性固定される．

1. 下顎頭が側頭骨関節結節を乗り越えて前方に脱臼するため，頬部は扁平となり関節窩は空虚となる．
2. 大きく開口した状態で脱臼し，開口状態で弾発性固定されるため，閉口不能となる．
3. 直達外力による受傷は片側脱臼にみられるが，筋や靱帯の牽引作用で発生する両側脱臼に比べ，発生頻度が低いため，直達外力による受傷が多いとはいえない．
4. 大きく開口した際に外側翼突筋，咬筋，外側靱帯の牽引作用により前方に脱臼し弾発性固定される．

【解答】3

予想問題 1-3 □□□

顎関節前方脱臼の片側脱臼のみにみられる症状はどれか．

1. 関節腔は空虚となる．
2. 弾発性固定される．
3. 開口運動が制限される．
4. オトガイ部は健側へ偏位する．

片側脱臼では口を閉じようとするとオトガイ部は健側へ偏位するが，両側脱臼ではほとんど偏位しない．

【解答】4

（1）顎関節脱臼

特徴・分類

> 前方脱臼．女性．関節包内脱臼．

- 大きく開口した状態では不全脱臼様となる．
- 関節包を破ることなく脱臼する（関節内脱臼）．
- 女性に多い．
- 前方脱臼が多い．
- 習慣性脱臼や反復性脱臼になりやすい．
- 前方脱臼（両側脱臼・片側脱臼），後方脱臼，側方脱臼に分類される．

1）顎関節前方脱臼（両側脱臼・片側脱臼）

発生機序

> 両側脱臼（外側翼突筋，咬筋，外側靱帯）．片側脱臼（直達外力）．

表Ⅱ-1-1　両側脱臼と片側脱臼の相違

	両側脱臼	片側脱臼
発生機序	● 大きく開口した際に，下顎頭が関節結節を越えて前方に脱臼する．	● 開口時に下顎側方からの外力によって発生する．
筋の作用 外力	● 外側翼突筋，咬筋，外側靱帯の牽引作用	● 直達外力で発生することが多い．

症　状

> 閉口不能．唾液流出．頬部扁平．片側脱臼（閉口時にオトガイ部は健側に偏位）．

表Ⅱ-1-2　両側脱臼と片側脱臼の比較

両側脱臼	片側脱臼
● 閉口不能で，唾液は流出し咀嚼，談話不能となる． ● 下顎歯列は上顎歯列の前方へ転位する． ● 頬部の外観は扁平となり，関節窩は空虚となる． ● 弾発性固定を認める．	● 機能障害は両側脱臼と同様である． ● 半開口で口の開閉はわずかに可能である． ● オトガイ部は健側に偏位する．

- 両側脱臼と片側脱臼の相違点
  ・口を閉じようとすると片側脱臼ではオトガイ部は健側へ偏位するが，両側脱臼ではほとんど偏位しない．

整復法・整復時の留意点

- 口内法：ヒポクラテス法，ボルカース法
- 口外法
- 鼻吸気・口呼気とし，患者をリラックスさせ，整復への恐怖心・筋緊張を取り除く．

固定法・後療法

- 投石帯などで固定する．
- 2週間は硬い食べ物は避ける．
- 早期の固定除去や開口運動は習慣性・反復性脱臼の原因となるため注意する．

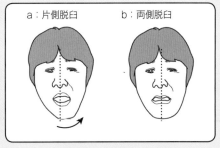

図Ⅱ-1-1　片側脱臼と両側脱臼の外観

2 上肢の脱臼

（1）肩部の脱臼

1）胸鎖関節脱臼

ポイント● 分　類

予想問題 2-1　□□□

胸鎖関節脱臼の分類にないのはどれか．

1. 前方脱臼
2. 後方脱臼
3. 上方脱臼
4. 下方脱臼

胸鎖関節脱臼では鎖骨近位端（胸骨端）の脱転方向により前方脱臼，上方脱臼，後方脱臼の3型に分類される．鎖骨近位端の下方には第1肋骨が位置することから下方脱臼は起こらない．

【解答】4

①胸鎖関節前方脱臼
ポイント● 発生機序・症状・予後

予想問題 2-2　□□□

胸鎖関節前方脱臼で正しいのはどれか．

1. 胸鎖関節脱臼の中で発生頻度が最も高い．
2. 後方から外力が肩部に加わり発生する．
3. 頭部を健側に傾ける疼痛緩和肢位をとる．
4. 前方突出変形を残すと肩関節の運動制限が著明となる．

1. 前方脱臼は胸鎖関節脱臼の中で発生頻度が最も高く，その多くは完全脱臼となる．
2. 肩部に前方から外力が加わると鎖骨遠位端が後方に押され，その結果，てこの作用により近位端が前方に脱臼する．
3. 頭部を患側に傾けることで患側の胸鎖乳突筋を弛緩させ疼痛を和らげる肢位をとる．
4. 外固定では整復位の保持が困難なため前方突出の変形を残しやすいが，肩関節の運動に関して可動域制限などの機能障害は少ない．

【解答】1

鎖骨の脱臼の複合問題

予想問題 2-3　□□□

胸鎖関節脱臼と肩鎖関節脱臼の両方に共通しないのはどれか．

1. 下方脱臼は起こらない．
2. 鎖骨骨折との鑑別が必要である．
3. 解剖学的整復を必要としない．
4. 固定中に再脱臼しやすい．

1. 胸鎖関節脱臼では下方脱臼は起こらないが，肩鎖関節脱臼では鎖骨遠位端が烏口突起の下に潜り込む下方脱臼（ロックウッド分類のtype Ⅵ）がきわめてまれに起こる．
2. 胸鎖関節脱臼では鎖骨近位端部骨折，肩鎖関節脱臼では鎖骨遠位端部骨折と転位状態が類似するため鑑別が必要である．
3. 4．両脱臼ともに固定中に再脱臼しやすいため突出変形を残すことが多いが，肩関節の機能障害は少ない．そのことから解剖学的整復を必ずしも必要とはしない．

【解答】1

重要ポイント

（1）肩部の脱臼

1）胸鎖関節脱臼

特徴・分類
- 青壮年に好発する．
- 前方脱臼，上方脱臼，後方脱臼の3型に分類される（前方脱臼が最も多く発生する）．

①前方脱臼

> 肩関節の外転制限．鎖骨近位端部骨折．

発生機序
- 肩に前方からの外力が加わり発生する（図Ⅱ-2-1）．

症状
- 疼痛緩和肢位：頭部を患側に傾ける（胸鎖乳突筋の弛緩）．
- 変形：鎖骨近位端が前方に突出する．
- 運動制限：肩関節の外転運動が制限される．
- 鑑別診断：鎖骨近位端部骨折

整復法
- 両肩関節を後上方に引き胸郭を拡大する．
  - →鎖骨近位端を前方から圧迫する．

固定法
- 鎖骨近位端を副子で圧迫しながら，鎖骨骨折と同様に胸郭を拡大させた肢位で固定する．

合併症
- 気道損傷や食道損傷（後方脱臼で合併しやすい）

予後
- 鎖骨近位端の前方突出変形を残しやすいが，肩関節の可動域制限などの機能障害は少ない．

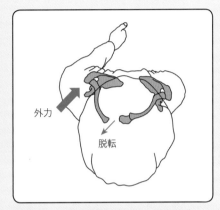

図Ⅱ-2-1　胸鎖関節前方脱臼の発生機序
（上方から見たときの外力および脱転の方向）

重要ポイント＋　オールマン（Allman）分類

・胸鎖関節脱臼における靱帯損傷の程度による分類である．

第Ⅰ度	第Ⅱ度（不全脱臼）	第Ⅲ度（完全脱臼）
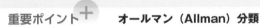		
・胸鎖靱帯の部分断裂	・胸鎖靱帯の完全断裂＋肋鎖靱帯の部分断裂	・胸鎖靱帯および肋鎖靱帯の完全断裂

（1）肩部の脱臼

2）肩鎖関節脱臼

ポイント● 分類

予想問題 2-4 □□□

肩鎖関節脱臼の分類にないのはどれか．

1. 前方脱臼
2. 後方脱臼
3. 上方脱臼
4. 下方脱臼

肩鎖関節脱臼におけるロックウッド（Rockwood）分類は次の通りで，前方脱臼は含まれない．

type Ⅰ	type Ⅱ	type Ⅲ
関節捻挫（トッシー分類の第Ⅰ度）	上方への亜脱臼（トッシー分類の第Ⅱ度）	上方への完全脱臼（トッシー分類の第Ⅲ度）

type Ⅳ	type Ⅴ	type Ⅵ
後方脱臼	烏口突起-鎖骨間距離が正常の2倍以上ある上方脱臼	下方脱臼

【解答】1

①肩鎖関節上方脱臼

ポイント● 分類・発生機序・症状・整復法・固定法

予想問題 2-5 □□□

肩鎖関節上方脱臼のトッシー（Tossy）分類で正しいのはどれか．

1. 第Ⅰ度損傷では階段状変形が著明にみられる．
2. 第Ⅱ度損傷では肩鎖靱帯が完全に断裂している．
3. 第Ⅲ度損傷では烏口鎖骨靱帯の断裂がみられない．
4. すべての損傷でピアノキーサインが確認できる．

1. 第Ⅰ度損傷は関節包や肩鎖靱帯が部分的に断裂した状態で，脱臼位をとらないため階段状変形（鎖骨遠位端の上方突出）はみられない．
2. 第Ⅱ度損傷は関節包や肩鎖靱帯が完全に断裂した状態で，鎖骨遠位端が肩峰に対して上方に1/2程度脱転した不全脱臼である．
3. 第Ⅲ度損傷は関節包や肩鎖靱帯に加え烏口鎖骨靱帯も完全に断裂した状態で，鎖骨遠位端が肩峰より上方に脱転した完全脱臼である．
4. ピアノキーサインとは鎖骨遠位端を上方から圧迫すると下方に下がり，指を離すと元の位置に戻る現象をいい，トッシー分類の第Ⅱ度または第Ⅲ度で確認できる．

【解答】2

予想問題 2-6 □□□

肩鎖関節脱臼で誤っているのはどれか．

1. ほとんどは上方脱臼である．
2. 肩関節外転位で肘や手掌をついて受傷した場合は完全脱臼になりやすい．
3. 肘関節を上方に押し上げながら，鎖骨遠位端を下方に圧迫して整復する．
4. 保存療法では4～8週間の固定を行う．

1. 肩鎖関節脱臼では上方脱臼が最も多く発生する．
2. 肩関節外転位で肘や手掌をつくと，上方回旋した肩甲骨の烏口突起が鎖骨に衝突し上方に押し上げることで肩鎖関節脱臼を引き起こすが，烏口鎖骨靱帯は温存されることが多いため不全脱臼になりやすい．
3. 肩関節を後上方に引き，肘関節を上方に押し上げながら鎖骨遠位端を下方に圧迫して整復する．
4. 鎖骨遠位端を下方に圧迫すると同時に肘関節を上方に持ち上げた肢位で4～8週間の固定を行う．

【解答】2

重要ポイント

（1）肩部の脱臼

2）肩鎖関節脱臼

特　徴
- 15〜30歳の男子に好発する．
- 上方脱臼，下方脱臼，後方脱臼の3型に分類される（上方脱臼が最も多く発生する）．

①上方脱臼

> トッシー分類（肩鎖靱帯の断裂，烏口鎖骨靱帯の断裂），階段状変形，肩関節の挙上制限，ピアノキーサイン，鎖骨遠位端部骨折，絆創膏固定法．

発生機序
- 直達外力：転倒時に肩峰の外上方を衝突させ受傷⇒完全脱臼になりやすい．
- 介達外力：肩関節外転位で肘や手掌をついて受傷⇒不全脱臼になりやすい．

分　類

表Ⅱ-2-1　トッシー（Tossy）分類

第Ⅰ度	第Ⅱ度（不全脱臼）	第Ⅲ度（完全脱臼）
・関節包や肩鎖靱帯の部分断裂	・関節包や肩鎖靱帯の完全断裂 ・鎖骨遠位端が肩峰に対して上方に1/2程度転位する．	・関節包や肩鎖靱帯，烏口鎖骨靱帯の完全断裂 ・鎖骨遠位端が肩峰よりも上方に転位している．

症　状
- 限局性圧痛：肩鎖関節部に認める．
- 変形：鎖骨遠位端が上方に突出する（階段状変形）．
- 運動制限：肩関節の挙上（外転，屈曲）運動が制限される．
- ピアノキーサイン：鎖骨遠位端を上方から圧迫すると下方に下がり，指を離すと元の位置に戻る（トッシー分類の第Ⅱ・第Ⅲ度でみられる）．
- 鑑別診断：鎖骨遠位端部骨折

整復法
- 患側の肩関節を後上方に引き，肘関節を上方に押し上げる→鎖骨遠位端を下方に圧迫する．

固定法（図Ⅱ-2-2）
- 鎖骨遠位端を下方に圧迫し，肘関節を上方に持ち上げた肢位で4〜8週間堤肘する〔ワトソン・ジョーンズ（Watson-Jones）絆創膏固定，肩鎖関節バンド固定〕．

予　後
- 鎖骨遠位端の階段状変形を残しやすい．
- 肩凝りや倦怠感などは残存するが，肩関節の可動域制限などの機能障害は少ない．

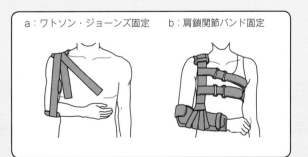

図Ⅱ-2-2　固定法

（1）肩部の脱臼

3）肩関節脱臼

ポイント● 発生頻度が高い理由

予想問題 2-7 □ □ □

肩関節脱臼の発生頻度が高い理由で誤っているのはどれか．

1. 上腕骨骨頭に対して関節窩が小さく浅い．
2. 可動域が非常に大きい．
3. 体表面において外力を受けやすい位置にある．
4. 関節の固定を補強靱帯に依存している．

肩関節脱臼は外傷性脱臼の約50％を占め，非常に発生頻度の高い脱臼である．その主な理由としては，「上腕骨骨頭に対して関節窩が極端に小さく浅い」，「肩関節がきわめて広い可動域をもつ」，「関節包および補強靱帯が緩い」，「関節の固定を筋肉に依存している」，「体表面に突出した部分で外力を受けやすい」などが挙げられる．

【解答】4

ポイント● 分　類

予想問題 2-8 □ □ □

肩関節脱臼の分類で正しい組合せはどれか．

1. 前方脱臼 —— 烏口突起上脱臼
2. 後方脱臼 —— 肩峰下脱臼
3. 上方脱臼 —— 腋窩脱臼
4. 下方脱臼 —— 鎖骨下脱臼

肩関節脱臼は上腕骨骨頭の脱転した位置により前方脱臼（烏口下脱臼，鎖骨下脱臼），後方脱臼（肩峰下脱臼，棘下脱臼），下方脱臼（腋窩脱臼，関節窩下脱臼），上方脱臼（烏口突起上脱臼）の4つに分類される．

【解答】2

①肩関節前方脱臼

ポイント● 発生機序・症状

予想問題 2-9 □ □ □

肩関節前方脱臼で正しいのはどれか．

1. 転倒時に肩関節屈曲位で手掌をついて発生する．
2. 肩関節は外転・外旋位で弾発性固定される．
3. 烏口下脱臼では鎖骨下脱臼よりも上肢が短縮してみえる．
4. 鎖骨下脱臼では烏口下脱臼よりも骨頭が内方に位置する．

1. 肩関節前方脱臼は，転倒時に手掌をつき，肩関節に過伸展力が働いた場合や過度の外転・外旋力が作用した場合などに発生する．
2. 肩関節は外転・内旋位で弾発性固定される．烏口下脱臼の外転角度は約30°で，鎖骨下脱臼ではそれよりも大きくなる（30〜90°）．
3. 4. 烏口下脱臼では上腕骨骨頭が烏口突起下に位置し，鎖骨下脱臼ではそれよりも内方の鎖骨下に位置する．そのため烏口下脱臼では上肢長が正常よりも延長してみえる（仮性延長）が，鎖骨下脱臼では短縮してみえる（仮性短縮）．

【解答】4

（1）肩部の脱臼

3）肩関節脱臼

> 発生頻度が高い．烏口下脱臼が最も多い．

特 徴
- 発生頻度が高く，外傷性脱臼の約50％を占める．
- 青壮年に好発する．

発生頻度が高い理由
- 上腕骨骨頭に対して関節窩が極端に小さく浅い．
- 肩関節がきわめて広い可動域をもつ．
- 関節包および補強靱帯が緩い．
- 関節の固定を筋肉に依存している．
- 体表面に突出した部分で，外力を受けやすい．

分 類
- 前方脱臼：烏口下脱臼（最も多い），鎖骨下脱臼
- 後方脱臼：肩峰下脱臼，棘下脱臼
- 下方脱臼：腋窩脱臼，関節窩下脱臼
- 上方脱臼：烏口突起上脱臼

①前方脱臼（図Ⅱ-2-3）

> 肩関節外転・内旋位で弾発性固定，モーレンハイム窩の消失，三角筋の膨隆消失．上腕長（烏口下脱臼：仮性延長，鎖骨下脱臼：仮性短縮）．上腕骨外科頸外転型骨折との鑑別．

発生機序
- 直達外力：後方からの外力により発生する．
- 介達外力
  ・転倒時に手掌を衝き，肩関節に過伸展力が働いて発生する．
  ・肩関節の過度の外転・外旋作用により発生する．
  ・投球動作時などに自家筋力が作用して発生する．

症 状

［烏口下脱臼］
- 弾発性固定：肩関節は外転（約30°）・内旋位で固定される．
- 骨頭の位置：モーレンハイム窩（三角筋胸筋三角）が消失し，烏口突起下に骨頭を触知する．
- 肩関節の変形：三角筋の膨隆が消失し，肩峰が角状に突出する．
- 上肢長：仮性延長する．

［鎖骨下脱臼］
- 骨頭の位置：烏口下脱臼よりさらに内方の鎖骨下に骨頭を触知する．
- 弾発性固定：烏口下脱臼よりも肩関節の外転角度は大きくなる．
- 上肢長：仮性短縮する．

鑑別診断
- 上腕骨外科頸外転型骨折（上腕骨外科頸骨折を参照）

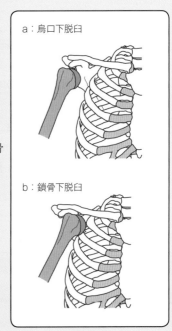

図Ⅱ-2-3　前方脱臼
（a：烏口下脱臼，b：鎖骨下脱臼）

（1）肩部の脱臼

①肩関節前方脱臼

ポイント● 発生機序・症状

予想問題 2-10 □□□

肩関節前方脱臼の症状で誤っているのはどれか．

1. モーレンハイム窩が消失する．
2. 三角筋が腫脹により膨隆が著明となる．
3. 肩峰下が空虚となる．
4. 肩峰が角状に突出する．

1, 3, 4. 肩関節前方脱臼（烏口下脱臼）では上腕骨骨頭が烏口突起下に脱転する．そのため肩峰下が空虚になると同時にモーレンハイム窩（三角筋胸筋三角）が消失する．また，内方に移動した上腕骨に引かれることで三角筋の膨隆が消失するため，肩峰が突出してみえる．
2. 腫脹により三角筋の膨隆が著明になるのは上腕骨外科頸骨折の症状である．

【解答】2

②その他の肩関節脱臼

ポイント● 特　徴

予想問題 2-11 □□□

肩関節脱臼で正しいのはどれか．

1. 上肢を挙上した状態で上腕骨長軸に外力が加わると後方脱臼が発生する．
2. 下方脱臼は投球動作時などの自家筋力が作用して発生することが多い．
3. 弾発性固定時の肩関節の外転角度が最も大きいのは腋窩脱臼である．
4. 上方脱臼では烏口突起骨折を合併することが多い．

1, 2. 上肢を挙上した状態で上腕骨長軸に外力が加わると，骨頭が下方に脱転し下方脱臼が発生する．投球動作などの自家筋力の作用では反復性脱臼に陥った前方脱臼が発生しやすい．
3. 下方脱臼では前方脱臼よりも肩関節の外転角度が大きい状態で弾発性固定されるが，とくに関節窩下脱臼では頭に手を当てた挙上位となる．
4. 上方脱臼（烏口突起上脱臼）では上腕骨骨頭が烏口突起上に脱転するため，烏口突起の骨折を合併することが多い．

【解答】4

ポイント● 整復法

予想問題 2-12 □□□

肩関節前方脱臼の整復法でないのはどれか．

1. コッヘル（Kocher）法
2. デパルマ（De Palma）法
3. ヒポクラテス（Hippocrates）法
4. スティムソン（Stimson）法

2. デパルマ法は後方脱臼の整復法である．操作法はコッヘル法とほぼ同様で，ともに回転法に分類される．
・患側上腕を長軸方向に牽引しながら内転して側胸壁に接近させる．
→牽引しながら徐々に上腕を外旋し整復する．

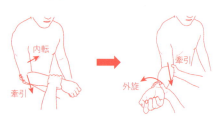

【解答】2

（1）肩部の脱臼

3）肩関節脱臼

②後方脱臼（図Ⅱ-2-4）

発生機序
- 直達外力：前方からの外力により発生する.
- 介達外力：転倒時に肩関節屈曲位で手掌をついて発生する.

症　状

[肩峰下脱臼]
- 骨頭の位置：肩峰の下後方に骨頭を触知する.

[棘下脱臼]
- 骨頭の位置：肩甲棘の下方に骨頭を触知する.

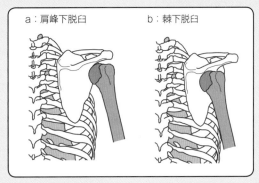

図Ⅱ-2-4　後方脱臼

③下方脱臼（図Ⅱ-2-5）

発生機序
- 上肢を挙上した状態で上腕骨長軸に外力が加わり発生する.

症　状

[腋窩脱臼]
- 骨頭の位置：腋窩に骨頭を触知する.
- 弾発性固定：前方脱臼よりも肩関節の外転角度は大きくなる.

[関節窩下脱臼]
- 弾発性固定：頭に手を当て挙手した状態となる.

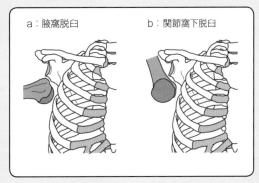

図Ⅱ-2-5　下方脱臼

④上方脱臼

症　状

[烏口突起上脱臼]
- 骨頭の位置：烏口突起上に骨頭を触知する.

整復法

> コッヘル法．ヒポクラテス法．スティムソン法．

[前方脱臼]
- コッヘル（Kocher）法／回転法
  ・患側上腕を長軸方向に牽引＋側胸壁に接近させる.
  　→牽引しながら上腕を外旋させる.
  　→外旋位のまま前胸壁を滑らせるように屈曲，内転する.
  　→患側手掌が健側の肩にくるよう内旋する.
- ヒポクラテス（Hippocrates）法／踵骨法（図Ⅱ-2-6 a）
  ・術者の足部外側縁を患側腋窩に当て肩甲骨を固定する.
  　→患側上腕を外転・外旋位で末梢牽引を行う.
  　→足底部を支点として内転・内旋する.
- スティムソン（Stimson）法／吊り下げ法（図Ⅱ-2-6 b）
  ・患者を腹臥位とし，下垂させた患肢に10 kg程度の重りを付け持続牽引しながら自然整復を待つ.

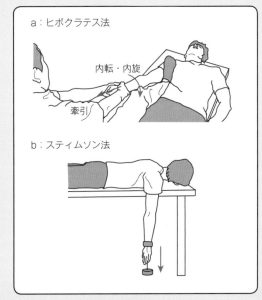

図Ⅱ-2-6　前方脱臼の整復法

（1）肩部の脱臼

②その他の肩関節脱臼

ポイント● 整復法

予想問題 2-13 □□□

肩関節脱臼の整復法で誤っている組合せはどれか.

1. ヒポクラテス（Hippocrates）法 ──── 踵骨法
2. スティムソン（Stimson）法 ──── 吊り下げ法
3. ミルヒ（Milch）法 ──── 回転法
4. ホフマイスター（Hofmeister）法 ── 垂直牽引法

3. ミルヒ法は挙上法に分類される.
・術者は一方の手の母指を脱臼した上腕骨骨頭にかけ，反対側の手で患肢を外転しながら挙上位になったところで母指により骨頭を上方に押圧し整復する.

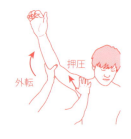

【解答】3

ポイント● 合併症

予想問題 2-14 □□□

肩関節脱臼の合併症で正しい組合せはどれか.

1. 関節窩縁骨折 ──── ヒル・サックス（Hill-Sachs）損傷
2. 腋窩神経損傷 ──── 肘関節の屈曲不能
3. 筋皮神経損傷 ──── 前腕外側の知覚障害
4. 腱板損傷 ──── 若年者に好発

1. 脱臼時に関節唇の前下縁の剥離を合併したものをバンカート損傷という．また，同部位に生じた骨片が内方に転位し，関節窩縁に欠損が生じたものを骨性バンカート損傷という.
2. 腋窩神経損傷を合併すると三角筋に運動麻痺が起こり，その結果肩関節の外転運動が不能となる.
3. 筋皮神経の固有知覚領域は前腕の外側部で，この神経の損傷を合併した場合はこの領域に知覚障害を認める.
4. 肩関節脱臼の合併症としての腱板損傷は，加齢による腱板の退行性変性が起きている中高年齢者に多く発生する.

【解答】3

予想問題 2-15 □□□

反復性肩関節脱臼の要因とならないのはどれか.

1. 初回脱臼時の年齢が10歳代である.
2. ヒル・サックス（Hill-Sachs）損傷を合併している.
3. バンカート（Bankart）損傷を合併している.
4. 大結節骨折を合併している.

1. 初回脱臼時の年齢が20歳以下の場合は再脱臼率が高く（50～90％），反復性肩関節脱臼に移行しやすいといわれる.
2. 3. ヒル・サックス損傷やバンカート損傷を合併している場合は肩甲上腕関節の不安定性が増し，その後の外力により再脱臼しやすくなる.
4. 上腕骨大結節骨折を合併している場合，変形癒合を起こすと肩峰下インピンジメント症候群の原因となるが，反復性肩関節脱臼に移行することは少ない.

【解答】4

（1）肩部の脱臼

3）肩関節脱臼

[その他の脱臼]
- 後方脱臼：デパルマ（De Palma）法／回転法
- 下方脱臼：ホフマイスター（Hofmeister）法／垂直牽引法
- その他：クーパー（Cooper）法／槓杆法，ドナヒュー（Donaghue）法／吊り下げ法／シンジンガー（Schinjinger）法／回転法，アビセンナ（Avicenna）法／衝撃法／ミルヒ（Milch）法，挙上法，モーテ（Mothe）法／挙上法

固定法
- 固定肢位：肩関節軽度屈曲・内旋位または外旋位（前方脱臼），肩関節軽度外転・外旋位（後方脱臼）
- 固定期間：約3週間

合併症

> 上腕骨大結節骨折，上腕骨外科頸骨折，烏口突起骨折，腋窩神経損傷，筋皮神経損傷，腋窩動脈損傷，ヒル・サックス損傷，バンカート損傷．

- 骨折：上腕骨大結節骨折，上腕骨外科頸骨折，上腕骨骨頭骨折（ヒル・サックス損傷），関節窩縁骨折（骨性バンカート損傷），烏口突起骨折
- 神経損傷（図Ⅱ-2-7）
  ・腋窩神経損傷：肩外側の知覚障害，三角筋麻痺による肩関節の外転不能
  ・筋皮神経損傷：前腕外側の知覚障害，肘関節の屈曲不能
- 血管損傷：腋窩動脈損傷（橈骨動脈の拍動消失）
- その他：関節唇損傷，腱板損傷，反復性肩関節脱臼

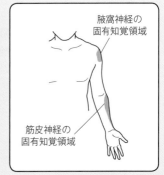

図Ⅱ-2-7　固有知覚領域（腋窩神経と筋皮神経）

重要ポイント＋　反復性肩関節脱臼の要因となる合併症

ヒル・サックス（Hill-Sachs）損傷

脱臼時に関節窩と衝突することで生じた上腕骨骨頭の後外側（前方脱臼の場合）の骨欠損をいう．若年者の脱臼に多くみられ，初回脱臼より反復性脱臼で欠損部が大きくなる．この欠損部が関節窩縁に嵌頓すると，反復性に前方への再脱臼を引き起こす．また，この損傷はコッヘル法などの整復操作時に発生することも多いとされ，受傷時のみならず整復時にも注意が必要である．

バンカート（Bankart）損傷

脱臼時に関節唇の前下縁（前下関節上腕靱帯の関節窩付着部）が剥離した損傷をいう．また，同部位に生じた骨片が内方に転位し，関節窩縁に欠損が生じたものを骨性バンカート損傷という．前下関節上腕靱帯による制御がなくなると，肩関節の伸展および外転・外旋に対する固定力が低下し再脱臼に至る．

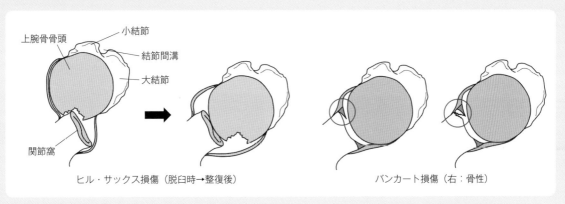

ヒル・サックス損傷（脱臼時→整復後）　　バンカート損傷（右：骨性）

（2）肘部の脱臼

1）肘関節脱臼

ポイント● 分　類

予想問題 2-16　□□□

肘関節脱臼（前腕両骨脱臼）の分類にないのはどれか．

1. 後方脱臼
2. 内方脱臼
3. 外側脱臼
4. 分散脱臼

　肘関節脱臼は前腕両骨脱臼，尺骨単独脱臼，橈骨単独脱臼に大別できる．前腕両骨脱臼には後方脱臼，前方脱臼，側方脱臼（外側脱臼，内側脱臼），分散脱臼（前後型，側方型）がある．
2. 内方脱臼とは骨頭が関節窩を破壊してその内部に嵌入する脱臼骨折のことで，股関節にのみ発生し中心性脱臼ともいう．

【解答】2

①前腕両骨後方脱臼

ポイント● 発生機序・症状

予想問題 2-17　□□□

前腕両骨後方脱臼で正しいのはどれか．

1. 関節包の後面が断裂する．
2. 肘関節が過伸展位で弾発性固定される．
3. 上腕二頭筋腱が索状に触れる．
4. ヒューター（Hüter）三角が乱れる．

1. 後方脱臼は肘関節伸展位で手掌を衝いて転倒することで発生しやすい．その際，上腕骨遠位端が前面の関節包を破り前方に脱転するため，結果的に前腕両骨は上腕骨の後方に位置する．
2. 肘関節は軽度屈曲位（30〜40°）で弾発性固定される．
3. 肘頭が後方に突出するため，上腕三頭筋腱が緊張し索状に触れる．
4. 肘関節90°屈曲位としたときにその後面で上腕骨内側上顆，外側上顆，肘頭それぞれの頂点が構成する二等辺三角形をヒューター三角という．後方脱臼では肘頭の位置が脱転するためこの三角の形が乱れるが，上腕骨顆上伸展型骨折では乱れないため両損傷を鑑別する際のポイントの1つとなっている．

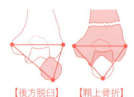

【後方脱臼】　【顆上骨折】

【解答】4

ポイント● 発生機序・症状

予想問題 2-18　□□□

前腕両骨後方脱臼の合併症として起こりにくいのはどれか．

1. 上腕骨内側上顆骨折
2. 肘頭骨折
3. 尺骨神経損傷
4. 内側側副靱帯損傷

　後方脱臼に合併しやすい骨折には上腕骨内側上顆骨折，上腕骨外顆骨折，尺骨鉤状突起骨折，橈骨頭骨折がある．
2. 肘頭骨折は前腕両骨前方脱臼に合併しやすい．

【解答】2

（2）肘部の脱臼

1）肘関節脱臼

> 前腕両骨後方脱臼が最も多い．

特徴・分類
- 肩関節脱臼に次いで発生頻度が高い．
- 青壮年に好発する．
- 前腕両骨脱臼：後方脱臼（最も多い），前方脱臼，側方脱臼（外側脱臼，内側脱臼），分散脱臼
- 単独脱臼：尺骨脱臼，橈骨頭脱臼（前方脱臼，後方脱臼，側方脱臼）

①前腕両骨後方脱臼

> 関節包前面の断裂．肘関節軽度屈曲位で弾発性固定．上腕三頭筋腱の緊張．ヒューター三角の乱れ．前腕長の仮性短縮．上腕骨顆上伸展型骨折との鑑別．上腕骨内側上顆骨折．尺骨鈎状突起骨折．橈骨神経損傷．尺骨神経損傷．正中神経損傷．内側側副靱帯損傷．外傷性骨化性筋炎．

発生機序
- 介達外力（多い）：肘関節伸展位で手掌をついて転倒し発生する．
- 直達外力：肘関節屈曲位で上腕骨遠位端部に後方から外力が加わり発生する．
  （ともに関節包の前面が断裂する．図Ⅱ-2-8）

症状
- 弾発性固定：肘関節軽度屈曲（30〜40°）位で固定される．
- 運動制限：肘関節の自動運動は不能となる．
- 肘関節の変形
  ・肘頭の後方突出により，上腕三頭筋腱が緊張する（索状に触れる，図Ⅱ-2-9）．
  ・屈曲位ではヒューター（Hüter）三角が乱れ，伸展位では肘頭高位となる．
- 前腕長：仮性短縮する．
- 鑑別診断：上腕骨顆上伸展型骨折（上腕骨顆上骨折を参照）

整復法（図Ⅱ-2-10）
- デパルマ（De Palma）法
  ・脱臼肢位の角度のまま前腕長軸に末梢牽引＋肘頭を圧迫しながら肘関節を屈曲する．
- その他：ハンキン（Hankin）法，ラビン（Lavine）法，ローゼル（Roser）法

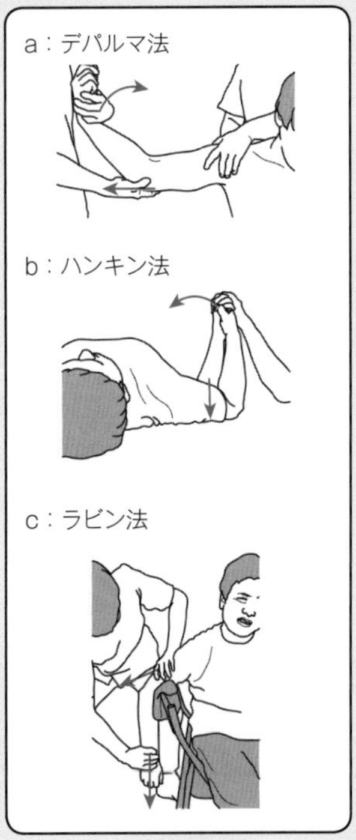

固定法
- 固定肢位：肘関節90°屈曲位，前腕中間位
- 固定範囲：上腕近位部〜MP関節手前
- 固定期間：約3週間

合併症
- 骨折：上腕骨内側上顆・外顆骨折，尺骨鈎状突起骨折，橈骨頭骨折
- 神経損傷：橈骨神経損傷，尺骨神経損傷，正中神経損傷
- 靱帯損傷：内側側副靱帯損傷
- 外傷性骨化性筋炎

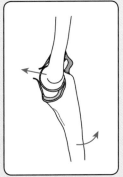

図Ⅱ-2-8　発生機序

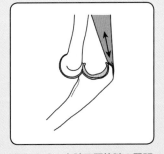

図Ⅱ-2-9　上腕三頭筋腱の緊張

a：デパルマ法

b：ハンキン法

c：ラビン法

図Ⅱ-2-10　整復法

(2) 肘部の脱臼

②その他の前腕両骨脱臼

ポイント● 特　徴

予想問題 2-19　☐☐☐

肘関節脱臼（前腕両骨脱臼）で正しい組合せはどれか．

1. 前腕両骨後方脱臼 ──────── 前腕長が仮性延長する．
2. 前腕両骨前方脱臼 ──────── 肘関節部の横径が増大する．
3. 前腕両骨側方脱臼（外側脱臼）── 肘関節への外転強制で発生する．
4. 前腕両骨分散脱臼（前後型）── 尺骨が前方，橈骨が後方に脱臼する．

1. 後方脱臼では前腕両骨が上腕骨の後方に位置するため，前腕長は短縮してみえる（仮性短縮）．
2. 前方脱臼では前腕両骨が前方に上腕骨が後方に位置するため，肘関節部の前後径が健側よりも増大する．
3. 側方脱臼のうち外側脱臼は前腕部に内側から外力が加わり肘関節に外転が強制されることで，前腕両骨がともに外側へと脱転したものである．
4. 分散脱臼のうち前後型では尺骨が後方，橈骨が前方に脱転するのが一般的である．

【解答】3

2）肘内障

ポイント● 特徴・発生機序・症状

予想問題 2-20　☐☐☐

肘内障で正しいのはどれか．

1. 6歳前後の小児に好発する．
2. 前腕回外位で手部を強く引っ張ることで発生する．
3. 患者は前腕回内位で患側上肢を下垂したまま動かそうとしない．
4. X線像により橈骨頭の前方への脱転が確認できる．

1. 好発年齢は2～4歳の幼小児である．
2. 肘内障とは前腕回内位で手部を引っ張ることで橈骨頭が橈骨輪状靱帯の下をくぐり抜けそうになった状態を指し，近位橈尺関節の亜脱臼といえる．
3. 患者は健側の手で患側の肘部を持ち，前腕回内位の状態で患側上肢を下垂したまま動かそうとせず泣いている場合が多い．
4. 通常，X線像による異常所見は認められない．

【解答】3

ポイント● 整復法・固定法

予想問題 2-21　☐☐☐

肘内障の治療法で正しいのはどれか．

1. 母指で患者の橈骨頭を圧迫しながら，肘関節を屈曲し整復する．
2. 整復と同時に橈骨頭部でクリック音が触知できる．
3. 整復後は安静を維持したまま速やかに固定を行う．
4. 再受傷を防ぐため2週間程度は綿包帯を用いて肘部を固定する．

1．2．術者は母指で患者の橈骨頭を圧迫しながら前腕に回外または回内の操作を加える．その際，橈骨頭部に軽いクリック音が触知できれば整復が完了である．
3．4．クリック音が感じられた後，玩具などを握る動作や万歳が可能かどうかによって整復を確認する．通常，その後の特別な固定は必要ない．

【解答】2

重要ポイント

(2) 肘部の脱臼

②前腕両骨前方脱臼（図Ⅱ-2-11）
- 肘頭部への後方からの外力により発生する．
- 肘頭骨折の合併が多い．
- 肘関節部の前後径が増大する．

③前腕両骨側方脱臼（図Ⅱ-2-12）
- 外側脱臼：肘関節が外転強制され発生する．
- 内側脱臼：肘関節が内転強制され発生する．
- 肘関節部の横径が増大する．

④前腕両骨分散脱臼（図Ⅱ-2-13）
- 前後型：尺骨が後方，橈骨が前方に脱臼する．
- 側方型：尺骨が内方，橈骨が外方に脱臼する．

⑤橈骨頭単独脱臼
- 前方脱臼が多く，ほとんどは尺骨骨幹部骨折を合併したモンテギア脱臼骨折になる．
- 後骨間神経麻痺を合併することが多い．

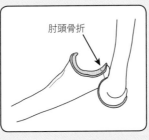

図Ⅱ-2-11　前腕両骨前方脱臼
（肘頭骨折の合併）

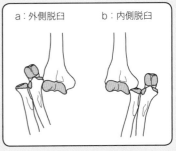

図Ⅱ-2-12　前腕両骨側方脱臼

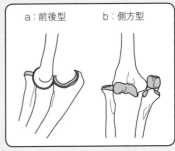

図Ⅱ-2-13　前腕両骨分散脱臼

2）肘内障

> 2〜4歳の幼小児．橈骨輪状靱帯の逸脱．前腕回内位での引っ張り．前腕の回外制限．腫脹や発赤はみられない．X線像での異常所見なし．鎖骨の若木骨折との鑑別．

特　徴
- 2〜4歳の幼小児に多く発生する．
- 橈骨輪状靱帯が橈骨頭から逸脱した状態で，近位橈尺関節の亜脱臼といえる．

発生機序
- 前腕回内位で手部を強く引っ張られることにより発生する（図Ⅱ-2-14）．

症　状
- 肘関節軽度屈曲位，前腕回内位で上肢を下垂する（患肢を動かそうとしない）（図Ⅱ-2-15）．
- 運動制限：前腕の回外運動が制限される．
- 腫脹や発赤，X線像による異常所見は認められない．
- 鑑別診断：鎖骨の若木骨折

整復法
- 母指で橈骨頭を圧迫＋前腕に回外（回内）を加える．
  → 橈骨頭部に軽いクリック音を触知する．
  → 玩具などを握らせたり万歳の動作を誘導したりすることで整復を確認する．

固定法
- 通常，特別な固定は必要ない．

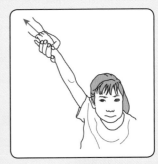

図Ⅱ-2-14　肘内障の発生機序

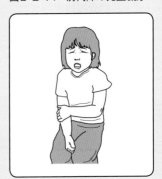

図Ⅱ-2-15　肘内障の外観

(3) 手部・手指部の脱臼

1) 手関節脱臼

①遠位橈尺関節脱臼

ポイント● 発生機序・症状

予想問題 2-22 □□□

遠位橈尺関節脱臼で正しいのはどれか.

1. 前腕の回内強制により尺骨頭が掌側に脱臼する.
2. 突出した尺骨頭を押圧するとピアノキーサインが確認できる.
3. 背側脱臼では前腕は回外位をとる.
4. 掌側脱臼では前腕の回外運動が制限される.

1. 前腕に回内運動が強制されると尺骨頭は背側に脱臼する.
2. 突出した尺骨頭を押圧すると整復されるが,指を離すと再び元の脱臼位に戻るピアノキーサインがみられる.
3. 4. 背側脱臼では前腕は回内位をとり,回外運動が制限される.一方,掌側脱臼では前腕は回外位となり,回内運動に制限がみられる.

【解答】2

②橈骨手根関節脱臼

ポイント● 発生機序・症状

予想問題 2-23 □□□

橈骨手根関節脱臼で誤っているのはどれか.

1. 手関節背屈位で手掌を衝くと背側脱臼となる.
2. 背側脱臼の多くは掌側バートン(Barton)骨折に合併して発生する.
3. 背側脱臼で外観の変形が大きいとフォーク状変形がみられる.
4. 掌側脱臼で外観の変形が大きいと鋤状変形がみられる.

1. 2. 手関節背屈位で手掌を衝くと背側脱臼を発生するが,この受傷機転はコーレス(Colles)骨折や背側バートン骨折と同様であり,橈骨手根関節脱臼はそれらの骨折に合併して起こることが多い.
3. 4. 背側脱臼で手部が背側に脱転し,その変形が大きいとフォーク状変形がみられる.一方,掌側脱臼では外観の変形が大きいと鋤状変形がみられる.

【解答】2

2) 手根骨脱臼

①月状骨脱臼および月状骨周囲脱臼

ポイント● 特徴・症状

予想問題 2-24 □□□

月状骨脱臼および月状骨周囲脱臼で正しいのはどれか.

1. 手関節が背屈強制されて発生する.
2. 月状骨脱臼では背側への脱臼が多い.
3. 月状骨周囲脱臼では掌側への脱臼が多い.
4. 橈骨神経損傷を合併しやすい.

1. 手根骨脱臼(月状骨脱臼および月状骨周囲脱臼)は手関節の背屈強制によって発生することが多い.
2. 3. 月状骨脱臼では掌側脱臼,月状骨周囲脱臼では背側脱臼が多い.
4. 正中神経損傷を合併することが多く,手根管症候群を呈する.

【解答】1

重要ポイント

（3）手部・手指部の脱臼

1）手関節脱臼

特　徴
- 手関節の単独脱臼はきわめてまれで，多くは橈骨遠位端部骨折などに合併して発生する．

①遠位橈尺関節脱臼

> 背側脱臼．掌側脱臼．

発生機序
- 背側脱臼：前腕の回内強制により尺骨頭は背側に脱臼する．
- 掌側脱臼：前腕の回外強制により尺骨頭は掌側に脱臼する．

症　状
- 背側脱臼：前腕は回内位となり，尺骨頭は背側に突出する（前腕の回外運動が制限される）．
- 掌側脱臼：前腕は回外位となり，尺骨頭は掌側に突出する（前腕の回内運動が制限される）．
- 突出した尺骨頭を押圧するとピアノキーサインが陽性となる．

②橈骨手根関節脱臼

> 背側脱臼．掌側脱臼．バートン骨折．

発生機序
- 背側脱臼：手関節背屈位で手掌をつき発生する（多くは背側バートン骨折となる）．
- 掌側脱臼：手関節掌屈位で手背をつき発生する（多くは掌側バートン骨折となる）．

症　状
- 背側脱臼：手部が背側に転位する（フォーク状変形）．
- 掌側脱臼：手部が掌側に転位する（鋤状変形）．

2）手根骨脱臼

①月状骨脱臼および月状骨周囲脱臼

> 月状骨脱臼（背屈強制，掌側脱臼，正中神経損傷，手根部前後径の増大）．

特　徴
- 20〜50歳の男性に好発する．
- 手関節の背屈強制によって発生することが多い．
- 月状骨のみが掌側に脱臼する月状骨脱臼，月状骨が橈骨と正常位を保ち，ほかの手根骨が背側に脱臼している月状骨周囲脱臼がある（図Ⅱ-2-16）．
- 正中神経損傷を合併することが多い（手根管症候群）．

症　状
- 手根部の前後径が増大する．
- 手関節は軽度尺屈位，手指は軽度屈曲位を呈する．

整復法
- 月状骨脱臼：前腕回外位で手指部の末梢牽引＋掌側から月状骨を圧迫しながら手関節を掌屈する．
- 月状骨周囲脱臼：前腕回内位で手指部の末梢牽引＋背側から手根部を圧迫しながら手関節を掌屈，尺屈する．

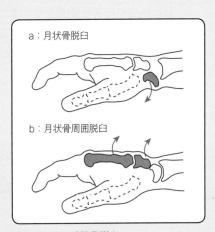

図Ⅱ-2-16　手根骨脱臼

（3）手部・手指部の脱臼

②手根中手関節（CM関節）脱臼
ポイント● 特徴・症状・固定法

予想問題 2-25 □□□
母指CM関節脱臼で誤っているのはどれか．
1. 単独脱臼よりも脱臼骨折が多い．
2. 母指は外転位変形をとる．
3. 母指は外転位で固定する．
4. 固定期間は約3週間を要する．

1. 母指CM関節脱臼は単独脱臼がまれで，脱臼骨折（ベネット骨折）になることが多い．
2. 脱臼した中手骨は長母指外転筋の作用で背側近位に転位し，母指内転筋により内転する．その結果，母指全体は内転位変形を呈する．
3. 4. 手関節軽度背屈位，母指外転位で約3週間固定する．

【解答】2

3）手指部の脱臼
ポイント● 特　徴

予想問題 2-26 □□□
手指MP関節脱臼で誤っているのはどれか．
1. 母指に多発し，それ以外の指での発生はまれである．
2. 母指では背屈・外転強制で背側脱臼が発生する．
3. 示指では中手骨頭が背側に突出する．
4. 受傷したMP関節を軽度屈曲位で固定する．

1. 手指MP関節脱臼の多くは母指に発生し，他指では比較的まれな脱臼である．
2. 母指MP関節の背側脱臼は背屈・外転強制により発生する．
3. 示指MP関節の背側脱臼では軽度伸展位で固定され，中手骨骨頭は掌側に突出する．その際，中手骨頭は周辺部の腱や靱帯がつくる井桁構造に嵌入することがある．
4. 受傷したMP関節は軽度屈曲位とし，手指全体はボールを握った肢位である"glass holding position"で固定する．

【解答】3

①母指中手指節関節（MP関節）脱臼
ポイント● 発生機序・症状・整復法

予想問題 2-27 □□□
母指MP関節脱臼で正しいのはどれか．
1. 掌側脱臼が多く，背側脱臼はまれである．
2. 垂直脱臼ではZ字変形を呈する．
3. 水平脱臼では階段状変形を呈する．
4. 脱臼指を遠位方向に牽引することで容易に整復できる．

1. 母指MP関節脱臼では背側脱臼が多く，掌側脱臼がまれである．
2. 垂直脱臼では中手骨に対し基節骨が垂直位に起立したZ字変形を呈する．
3. 水平脱臼では中手骨に対し基節骨が平行位を呈する．
4. 母指MP関節の掌側には種子骨や掌側板が存在し，それらが関節裂隙に嵌入するとロッキングを起こし徒手整復が不能に終わることが多い．そのため不用意な牽引操作を行わないよう注意が必要である．

【解答】2

（3）手部・手指部の脱臼

固定法
- 固定肢位：前腕回内位，手関節45°掌屈位
- 固定範囲：前腕近位部〜MP関節
- 固定期間：約3週間

②手根中手関節（CM関節）脱臼

特　徴（図Ⅱ-2-17）
- 母指CM関節に多く，ついで小指CM関節に好発する．
- 単独脱臼はまれで，ベネット骨折のように脱臼骨折になることが多い．

発生機序
- 中手骨部に屈曲や側屈が強制されて発生する．

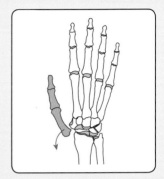

図Ⅱ-2-17　母指CM関節脱臼

症　状
- 母指CM関節：中手骨は長母指外転筋により背側近位に転位し，母指内転筋により内転する．
- 小指CM関節：中手骨は尺側手根伸筋により背側近位に転位する．

固定法（母指CM関節脱臼）
- 固定肢位：手関節軽度背屈位，母指外転位
- 固定範囲：前腕中央部〜母指のみIP関節手前（他指はMP関節手前）
- 固定期間：約3週間

3）手指部の脱臼

①母指中手指節関節（MP関節）脱臼

> 背側脱臼．垂直脱臼（Z字変形）．水平脱臼．掌側脱臼（階段状変形）．

発生機序
- 背側脱臼（多い）：母指の背屈・外転強制により発生する．
- 掌側脱臼（まれ）：直達外力により発生する．

症　状
- 背側脱臼：側副靱帯の損傷は軽度である（図Ⅱ-2-18）．
  ・垂直脱臼：中手骨に対し基節骨が垂直位に起立したZ字変形を呈する．
  ・水平脱臼：中手骨に対し基節骨が平行位を呈する．
- 掌側脱臼：階段状変形を呈する．

整復法
- 垂直脱臼：牽引を行うと関節面に種子骨や掌側板が嵌入しロッキングを起こす．
  ・MP関節の過伸展＋基節骨基部を中手骨に押しつけながら遠位方向に滑らせる．→MP関節を屈曲する．
- 水平脱臼：種子骨や掌側板が関節裂隙に位置するため徒手整復は不可能である（観血療法の適応）．
- 掌側脱臼：徒手整復が困難なことが多い．

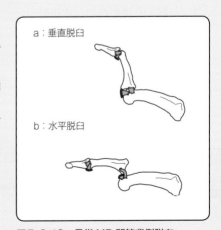

図Ⅱ-2-18　母指MP関節背側脱臼

（3）手部・手指部の脱臼

②近位指節間関節（PIP関節）脱臼

ポイント● 発生機序・症状

予想問題 2-28 □□□

手指PIP関節脱臼で正しいのはどれか．

1. PIP関節の過伸展強制により掌側脱臼が発生する．
2. 背側脱臼では掌側板付着部の裂離骨折を合併することがある．
3. 掌側脱臼では正中索の断裂によりスワンネック変形を来たすことがある．
4. 側方脱臼では外力の作用した反対側の側副靱帯損傷がみられる．

1. PIP関節が過伸展強制されると中節骨が基節骨の背側に脱転し背側脱臼が発生する．
2. 背側脱臼の際には中節骨基部骨折（掌側板付着部裂離骨折）を合併することがある．
3. 掌側脱臼の際に正中索が断裂するとPIP関節の屈曲変形が生じる．その後徐々に側索が掌側に偏位することでDIP関節の過伸展変形が進行し，最終的にボタン穴変形が形成される．
4. 側方脱臼では外力の作用した方向と同じ側の側副靱帯が損傷する．

【解答】2

③遠位指節間関節（DIP関節）脱臼

ポイント● 発生機序・症状

予想問題 2-29 □□□

手指DIP関節脱臼で正しいのはどれか．

1. DIP関節の屈曲強制により背側脱臼が発生する．
2. 背側脱臼ではマレットフィンガーを合併することがある．
3. 掌側脱臼では末節骨基部の骨折を合併することがある．
4. 深指屈筋腱の断裂を合併するとDIP関節の屈曲運動が不能となる．

1. PIP関節が過伸展強制されると末節骨が中節骨の背側に脱転し背側脱臼が発生する．
2. 掌側脱臼の際に終止腱の断裂または末節骨基部背側の骨折を起こすとマレットフィンガーⅠ・Ⅱ型を合併することがある．
3．4. 背側脱臼の際に末節骨基部と中節骨骨頭が衝突し末節骨基部（背側関節面）に骨折を合併することがある（マレットフィンガーⅢ型）．また，末節骨が背側に脱転することで深指屈筋腱を断裂するとDIP関節の自動屈曲が不能となる．

【解答】4

手指部の脱臼の複合問題

予想問題 2-30 □□□

手指部の脱臼で観血療法が第一選択となるのはどれか．

1. 母指MP関節脱臼（水平脱臼）
2. 示指MP関節脱臼
3. 中指PIP関節脱臼
4. 環指DIP関節脱臼

母指MP関節の背側脱臼のうち，水平脱臼では種子骨や掌側板が関節裂隙に位置するため，徒手整復は不可能となり，第一選択として観血療法の適応となる．

【解答】1

> 重要ポイント

(3) 手部・手指部の脱臼

固定法
- 固定肢位：手関節軽度屈曲位，手指はボールを握った肢位（glass holding position）
- 固定範囲：前腕遠位部〜母指 IP 関節
- 固定期間：約 2 週間

②母指以外の中手指節関節（MP 関節）脱臼

> 示指 MP 関節脱臼（背側脱臼）

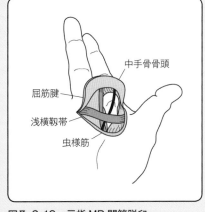

図Ⅱ-2-19　示指 MP 関節脱臼

特　徴
- 比較的まれな脱臼で，示指や小指に好発する．

発生機序
- 背側脱臼（多い）：指節部が過伸展強制されて発生する．

症　状
- MP 関節は軽度伸展位で固定され，屈曲が不能となる．
- 中手骨骨頭は掌側に突出する（示指では井桁構造の中に嵌入する：図Ⅱ-2-19）．

整復法（背側脱臼）
- MP 関節の過伸展＋基節骨基部を中手骨に押しつけながら遠位方向に滑らせる．→ MP 関節を屈曲する．
- 整復不能な場合は観血療法を適応する．

③近位指節間関節（PIP 関節）脱臼

> 背側脱臼．掌側板損傷．

発生機序
- 背側脱臼（多い）：PIP 関節の過伸展強制により発生する（突き指損傷）．
- 掌側脱臼：PIP 関節に捻転力が強制され発生する．
- 側方脱臼：PIP 関節の側屈強制により発生する．

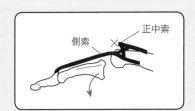

図Ⅱ-2-20　PIP 関節掌側脱臼（正中索断裂）

症　状
- 背側脱臼：中手骨と基節骨が水平位になることが多い．中節骨基部骨折（掌側板付着部裂離骨折）を合併することがある．
- 掌側脱臼：正中索の断裂によりボタン穴変形を来たすことがある（図Ⅱ-2-20）．
- 側方脱臼：外力が作用した側の側副靱帯損傷がみられる．

④遠位指節間関節（DIP 関節）脱臼

> 背側脱臼．

発生機序
- 背側脱臼（多い）：DIP 関節の過伸展強制により発生する（突き指損傷）．
- 掌側脱臼：DIP 関節に捻転力が強制され発生する．

症　状
- 背側脱臼：末節骨基部骨折を合併することがある．深指屈筋腱の断裂があると DIP 関節の自動屈曲が不能となる（図Ⅱ-2-21）．
- 掌側脱臼：終止腱の断裂または末節骨基部背側の骨折を合併することがある（マレットフィンガー）．

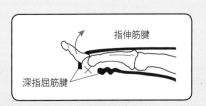

図Ⅱ-2-21　DIP 関節背側脱臼（深指屈筋腱断裂）

臨床実地問題（3）

ポイント● 顎関節脱臼の症状・整復法・合併症

予想問題 2-31

18歳女性．おにぎりを食べようと大きく口を開いた際に口を閉じることが困難となった．口は開いたままとなり，唾液は流出し，会話も困難となった．両頬は扁平となっている．この症状で誤っているのはどれか．

1. 外側靱帯が閉口不能に関与している．
2. 反復性脱臼になりやすい．
3. ボルカース法で整復する．
4. オトガイ部は健側に偏位している．

　大きく口を開いた際に口を閉じることができなくなり，閉口不能，唾液流出，会話も不能，両頬は扁平であることから，顎関節前方脱臼（両側脱臼）と考えられる．
1. 前方脱臼した際，外側靱帯，咬筋，外側翼突筋の牽引が原因で弾発性固定される．
2. 反復性脱臼になりやすい原因として，早期の固定除去，開口運動の開始などが挙げられる．肩関節脱臼や膝蓋骨脱臼も反復性脱臼になりやすい．
3. 顎関節前方脱臼の整復法には，口内法と口外法がある．口内法はヒポクラテス法やボルカース法がある．
4. 片側脱臼の症状である．

【解答】4

ポイント● 肩鎖関節脱臼の治療法

予想問題 2-32

20歳の男子大学生．フットサルの試合中に相手選手と接触し，右肩関節外転位で肘を地面について転倒した．直後より右肩部に痛みが出現し，右腕を挙げることができなくなった．外観写真を示す．触診では肩鎖関節部に圧痛が確認でき，上方に突出した鎖骨遠位端部を上方から圧迫すると下方に下がり指を離すと元の位置に戻った．この疾患の治療法で誤っているのはどれか．

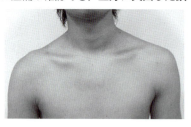

1. 原則として保存療法を適応する．
2. 上肢の重量により鎖骨遠位端部が下方に圧迫されるような固定を行う．
3. 一般的に絆創膏を用いた固定で充分に治癒が得られる．
4. 鎖骨遠位端部の階段状変形が残った場合でも肩関節の機能障害は少ない．

　外観写真より右の鎖骨遠位端部が上方に突出していることが確認できる．さらに，圧痛部位（肩鎖関節部）およびピアノキーサイン（上方に突出した鎖骨遠位端部を上方から圧迫すると下方に下がり指を離すと元の位置に戻る）の所見も合わせて肩鎖関節の上方脱臼を疑う．
1. 多くの症例では保存療法が第一選択となるが，肩の挙上運動を多用するスポーツ選手などで完全脱臼（トッシー分類の第Ⅲ度）の例では観血療法も適応される．
2. 肘関節を上方に押し上げながら鎖骨遠位端部を下方に圧迫することで得られた整復位を保持するように絆創膏や装具（バンド）を用いた固定が行われる．
3. 4. 絆創膏固定では皮膚のかぶれ，装具固定では皮膚への持続的圧迫による褥瘡の発生などにより固定が不十分となり，鎖骨遠位端部の階段状変形を残してしまうことも多い．ただし，変形を残してしまった場合でも肩関節の可動域制限などの機能障害は少ない．

【解答】3

ポイント● 肘関節脱臼の症状・合併症・固定法

予想問題 2-33 □□□

40歳の女性．食器棚の最上段に置いていた食器を取ろうとし椅子に乗ったところ，バランスを崩して転落した．その際に右肘を伸ばしたまま手をついたため，肘部に激しい痛みが出現すると同時に変形もみられた．

近隣の整形外科を受診した際のＸ線像（左：側面像，右：正面像）を示す．この疾患で誤っているのはどれか．

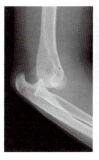
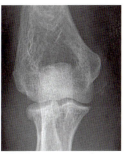

1. 肘関節の自動運動は不能である．
2. 前腕長は仮性短縮している．
3. 尺骨鉤状突起骨折を合併している．
4. 肘関節90°屈曲位，前腕回内位で固定する．

Ｘ線像より前腕両骨後方脱臼と判断する．
1. 後方脱臼では肘関節が軽度屈曲（30～40°）位で弾発性固定され，自動運動は不能となる．
2. 肘頭高位となるため，前腕長（上腕骨外側上顆～橈骨茎状突起）は健側と比較して短くみえる（仮性短縮）．
3. 後方脱臼に合併しやすい骨折には上腕骨内側上顆骨折，上腕骨外顆骨折，尺骨鉤状突起骨折，橈骨頭骨折がある．Ｘ線像より上腕骨内側上顆骨折が確認できる．
4. 肘関節脱臼に対する通常の固定肢位は肘関節90°屈曲位，前腕回内回外中間位であるが，内側上顆骨折を合併している場合は前腕回内位が適切である．

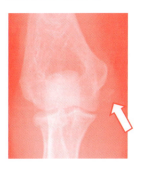

［解答］3

ポイント● 母指MP関節脱臼の治療法

予想問題 2-34 □□□

25歳の男性．社会人サッカーチームのゴールキーパーである．試合中，相手選手が蹴ったシュートをキャッチしようとした際に，ボールが右手の母指に当たり外転を強制された．外観上，母指の基節骨が中手骨の背側に垂直位で起立し弾発性に固定されていた．この疾患に対する治療法で誤っているのはどれか．

1. 遠位方向への牽引は行わない．
2. 基節骨を屈曲しながら遠位方向に滑らせ整復する．
3. glass holding positionの肢位で固定する．
4. 固定期間は約2週間とする．

外観上の変形（母指の基節骨が中手骨の背側に垂直位で起立し弾発性に固定）から母指MP関節の背側脱臼の垂直脱臼を疑う．

1. 2. 垂直脱臼では牽引を行うと関節面に種子骨や掌側板が嵌入しロッキングを起こしてしまう．そのため，基節骨を過伸展し，そのまま基節骨基部を中手骨に押し付けながら遠位方向に滑らせ，最後に屈曲して整復する．
3. 4. 整復後は手でグラスを握った肢位（手関節軽度背屈・橈屈位，母指対立位）であるglass holding positionの肢位で約2週間固定する．

［解答］2

III 軟部組織損傷

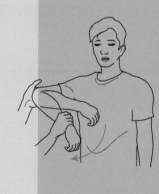

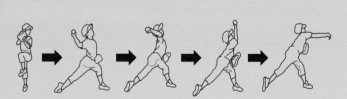

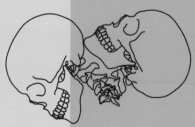

1 頭部・脊椎の軟部組織損傷

（1）顎関節症

ポイント● 分類・診断

予想問題 1-1　☐☐☐

顎関節症の分類で正しい組合せはどれか．

1. 関節包・靱帯障害 ── 退行性病変
2. 変形性関節症 ── 心理的要因
3. 咀嚼筋障害 ── 慢性外傷性病変
4. 関節円板障害 ── 顎関節内障

1. 関節包・靱帯障害は顎関節症のⅡ型で，靱帯損傷や関節包損傷など慢性外傷性病変を主症状とするものである．
2. 変形性関節症は顎関節症のⅣ型で，顎関節の軟骨破壊や骨増殖など進行性病変が主体とするものである．
3. 咀嚼筋障害は顎関節症のⅠ型で，咬合異常が原因で咀嚼筋に筋スパズムを認めるものである．
4. 関節円板障害は顎関節症のⅢ型で，顎関節内障とも呼ばれる．咬合異常が主な原因とされている．

【解答】4

ポイント● 症状・治療法

予想問題 1-2　☐☐☐

顎関節症で誤っているのはどれか．

1. 関節雑音を認める場合もある．
2. 咬合異常は原因の1つである．
3. Ⅳ型は関節円板障害である．
4. マウスピースを用いて治療する．

1. Ⅲa型の相反性クリックでは開・閉口時に関節雑音を伴う．
2. Ⅰ型・Ⅲ型・Ⅳ型では咬合異常が主原因と考えられている．
3. Ⅲ型が関節円板障害である．
4. マウスピースなど咬合異常を緩和する目的でスプリント療法が行われる．

【解答】3

●複合問題

予想問題 1-3　☐☐☐

関節円板障害はどれか．2つ選べ．

1. TFCC損傷
2. 顎関節内障
3. ヒル・サックス損傷
4. 野球肘外側型

1. 三角線維軟骨複合体（TFCC）は手関節尺側にある関節円板および掌・背側靱帯，尺側側副靱帯損傷などで構成される支持組織である．スポーツ外傷や退行性変性などで関節円板の穿孔が認められる．
2. 顎関節症Ⅲ型に分類される顎関節内障は，関節円板実質に穿孔や変性，繊維化を認める障害である．
3. 肩関節前方脱臼の合併症で上腕骨骨頭後外側の関節軟骨損傷である．
4. 野球肘の外側型は離断性骨軟骨炎を認める．

【解答】1，2

重要ポイント

（1）顎関節症

分類・診断

> Ⅲ型：関節円板障害．顎関節内障．咬合異常．

表Ⅲ-1-1　顎関節症の分類

- 日本顎関節学会は顎関節症を咀嚼筋障害，関節包・靱帯障害，関節円板障害，変形性関節症，その他の5型に分類する．

病型分類		主症状	発生機序
Ⅰ型	咀嚼筋障害	● 咀嚼筋障害を主徴候としたもの．	● 咬合異常やストレスによる歯ぎしりや歯みしめなども要因となる．
Ⅱ型	関節包・靱帯障害	● 円板後部組織・関節包・靱帯の慢性外傷性病変を主徴候としたもの．	● オトガイ部の強打や過度の開口，咀嚼運動により起こる．
Ⅲ型	関節円板障害（顎関節内障）	● 関節円板の異常を主徴候としたもの． 　a．復位を伴うもの． 　b．復位を伴わないもの．	● 咬合の異常が主な原因である．
Ⅳ型	変形性関節症	● 退行性病変を主徴候としたもの．	● 咬合異常や低位咬合などが原因である．
Ⅴ型	その他のもの（心因性顎関節症）	● Ⅰ～Ⅳ型に該当しないもの．	● 精神心理的要因が原因と考えられている．

診　断

- 顎関節症の診断は，「顎関節や咀嚼筋などに疼痛がある」「関節雑音を認める」「関節障害もしくは顎の運動に異常がある」の3主要症状のうち少なくとも1つある場合としている．

症　状

> 相反性クリック．クローズドクリック．

- 関節雑音，顎関節や咀嚼筋の疼痛，開口障害を認める．
- 顎関節内障の症状
  ・関節円板の前内方転位，円板変性裂孔，線維化などが認められる．
  ・相反性クリック（Ⅲa型）：円板の前方転位が復位するもので，関節雑音を生じる．
  ・クローズドクリック（Ⅲb型）：円板の前方転位が復位せず，開口障害を示し，クリックを認めない．

治療法

> マウスピース．スプリント療法．

表Ⅲ-1-2　分類ごとの治療法

Ⅰ型・Ⅱ型	Ⅲ型・Ⅳ型	Ⅴ型
● 鎮痛剤の投与や筋の手技療法，スプリント療法（マウスピースなど）を行う．	● 保存療法：スプリント療法を行う． ● 観血療法 　Ⅲ型：関節鏡視下手術や関節内障手術 　Ⅳ型：下顎頭修正術や関節結節修正術	● 抗不安剤を投与する．

(2) 頸部の軟部組織損傷

1) 寝違え

ポイント● 発生機序・症状・予後

予想問題 1-4 □□□

寝違えで誤っているのはどれか．

1. 頸部の側屈や捻転が制限される．
2. 不良姿勢を長時間とった場合などに起こる．
3. 上肢に放散痛がみられることが多い．
4. 予後良好である．

1. 2. 就寝時など，長時間の不自然な姿勢をとり，僧帽筋や菱形筋，胸鎖乳突筋などの筋群に血流不全などが起きることで疼痛を認められることが多い．
3. 一般的に頸部のみの症状であることが多いため，上肢への放散痛を認めることは少ない．
4. 数日から数週間で全快する．

【解答】3

2) むちうち損傷

ポイント● 分　類

予想問題 1-5 □□□

むちうち損傷の分類でないのはどれか．

1. 頸肋症候群
2. 頸部交感神経症候群型
3. 根症状
4. 頸椎捻挫型

むちうち損傷は，頸椎捻挫型，根症状型，頸部交感神経症候群型，混合型，脊髄症型の5つに分類される．頸肋症候群は，胸郭出口症候群に分類され，ほかに斜角筋症候群，肋鎖症候群，過外転症候群がある．

【解答】1

ポイント● 特徴・症状

予想問題 1-6 □□□

むちうち損傷で誤っている組合せはどれか．

1. 頸椎捻挫型 ——————— 寝違えの症状
2. 根症状型 ——————— めまいや耳鳴りなどの症状
3. バレ・リュー（Barré-Liéou）型
　　　　　 ——————— 上肢の知覚異常
4. 脊髄症状型 ——————— 脊髄症状

1. 頸椎捻挫型は疼痛や運動制限がみられ，寝違えの症状に類似する．
2. 根症状型は椎間孔内外における神経根の圧迫を受ける．したがって，主な症状として，分節性の知覚異常，深部腱反射の低下，筋力低下がみられる．めまいや耳鳴りは，バレ・リュー型で認められる症状である．
3. バレ・リュー型は頸部交感神経の過緊張で椎骨動脈の攣縮，循環障害が起き，頭痛，めまい，耳鳴り，眠気，悪心などの症状がみられるようになる．また上肢への知覚異常などの不定愁訴も認められる．
4. 頸椎脱臼骨折，頸椎症，後縦靱帯骨化症を伴う場合は，脊髄症状を認めることがある．

【解答】2

重要ポイント

(2) 頸部の軟部組織損傷

1) 寝違え

特徴・発生機序
- 寝違えとは，急性疼痛に加え，頸椎や肩甲骨の運動が一過性に制限された状態をいう．
- 長時間の不自然な姿勢によることが多い．
- 寒冷時や疲労時に不用意に頸部を捻ったときや，肩甲骨を動かしたときに発生しやすい．

症状・予後
- 頸椎の側屈や捻転などの運動制限がみられる．
- 僧帽筋，菱形筋，胸鎖乳突筋，肩甲上神経部などに疼痛や圧痛，硬結が認められる．
- 頸部から肩甲間（総称：けんびき）に放散痛を認める．
- 予後良好で数日から数週間で全快する．

鑑別診断
- 頸椎椎間板ヘルニア，リンパ性斜頸，悪性腫瘍など．

2) むちうち損傷

発生機序・分類
- 交通事故などで頸部の急激な過伸展・過屈曲が強制され発生する（図Ⅲ-1-1）．
- 頸部捻挫型，根症状型，頸部交感神経症候群型（バレ・リュー型），混合型（根症状型とバレ・リュー型の混合型），脊髄症型の5型に分類される．

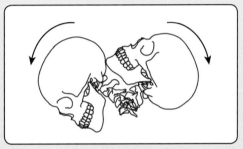

図Ⅲ-1-1　むちうち損傷の発生機序

特徴・症状
- 頸椎捻挫型
  ・全体の80％を占める軽度のむちうち損傷である．
  ・寝違えの症状に類似することが多い．
  ・二次的に前斜角筋症候群を発症すると前腕や手の第7・8頸神経領域に感覚異常を認める．
  ・保存療法を基本とし，約3週間で軽快するが，数カ月持続することもある．
- 根症状型
  ・椎間孔における神経根刺激症状がみられ，スパーリングテスト（Spurling test）やジャクソンテスト（Jackson test）が陽性となる．
  ・障害神経根の高位により症状が異なるが，知覚異常，深部腱反射の減弱，筋力低下を認める．
- 頸部交感神経症候群（バレ・リュー型）
  ・頸椎損傷により，頸部交感神経が過緊張を引き起こす．
  ・他覚所見はほとんどみられない．
  ・めまいや耳鳴り，上肢の知覚異常などの不定愁訴が主症状となる．
- 混合型
  ・根症状と頸部交感神経症候群との混合である．
- 脊髄症状型
  ・頸椎脱臼骨折を合併した場合，頸椎症，後縦靱帯骨化症（OPLL）を伴う場合は脊髄症状を呈する．
  ・症状は下肢よりも上肢で著明である．

(2) 頸部の軟部組織損傷

3) 胸郭出口症候群

ポイント● 特　徴

予想問題 1-7　□□□

胸郭出口症候群で正しいのはどれか．

1. 50 歳代に多い．
2. 男性に好発する．
3. 外傷性に発症することが多い．
4. 胸郭上方で腕神経叢や鎖骨下動静脈が圧迫される．

1. 20〜30 歳代に多い．
2. 首が長く，なで肩の女性に好発する．
3. 胸郭出口症候群は，手を挙げる動作を行う職業に多く発症していることから，外傷性ではなく，非外傷性である．
4. 腕神経叢や鎖骨下動脈は前・中斜角筋の間や，鎖骨・第 1 肋骨，小胸筋と胸壁の間を走行するが，それぞれの部位で圧迫され，絞扼を受ける．

[解答] 4

ポイント● 分　類

予想問題 1-8　□□□

胸郭出口症候群の絞扼部位で正しいのはどれか．

1. 鎖骨と鎖骨下筋の間
2. 中斜角筋と後斜角筋の間
3. 小胸筋と胸壁の間
4. 前鋸筋と小胸筋の間

　胸郭出口症候群は，腕神経叢，鎖骨下動脈が，前・中斜角筋と第 1 肋骨の間の斜角筋三角部，鎖骨と第 1 肋骨の間，小胸筋と胸壁の間，先天性骨異常である頸肋により圧迫を受ける．それぞれを斜角筋症候群，肋鎖症候群，過外転症候群，頸肋症候群に分類される．

[解答] 3

ポイント● 鑑別テスト

予想問題 1-9　□□□

胸郭出口症候群の徒手検査法でないのはどれか．

1. スパーリングテスト（Spurling test）
2. モーリーテスト（Morley test）
3. ライトテスト（Wright test）
4. ルーステスト（Roos test）

1. スパーリングテストは頸椎椎間孔圧迫検査で，頸椎部神経根圧迫症状の有無を確認する方法である．ほかの方法としてジャクソンテストがある．したがって，スパーリングテストは胸郭出口症候群の徒手検査法ではない．
2. モーリーテストは斜角筋症候群を疑うときに用いる検査法である．
3. ライトテストは過外転症候群を疑うときに用いる検査法である．
4. ルーステストは肋鎖症候群を疑うときに用いる検査法である．

[解答] 1

予想問題 1-10　□□□

神経刺激テストはどれか．

1. アレンテスト
2. エデンテスト（Eden test）
3. ルーステスト
4. アドソンテスト（Adson tset）

　神経刺激テストは，モーリーテストとルーステストが挙げられる．モーリーテスト，エデンテスト，アレンテストは脈管圧迫テストである．

[解答] 3

（2）頸部の軟部組織損傷

3）胸郭出口症候群

特 徴

> 20～30歳の女性．なで肩．

- 胸郭上方の部分で腕神経叢や鎖骨下動脈が圧迫される．
- 20～30歳代のなで肩の女性に多い．
- 黒板に字を書くなど，手を挙げる職業などに多く発生する．

分 類

> 斜角筋三角．肋鎖間隙．小胸筋．頸肋．

- 斜角筋症候群，肋鎖症候群，過外転症候群，頸肋症候群の総称で4型に分類される．

表Ⅲ-1-3　各症候群と絞扼部位

	斜角筋症候群	肋鎖症候群	過外転症候群	頸肋症候群
絞扼部位	前・中斜角筋・第1肋骨の間の斜角筋三角	鎖骨と第1肋骨で構成される肋鎖間隙	小胸筋と胸壁との間	先天性異常である頸肋

症状・鑑別疾患

- 肩こりや上肢への放散痛，しびれ感，冷感などを訴える．
- 自覚症状が不定愁訴である．

鑑別疾患

- 頸椎症や上肢の絞扼性神経障害との鑑別が必要である．

鑑別テスト（表Ⅲ-1-4，p.133）

- 胸郭出口症候群の徒手検査法は，症状を有さない者にも陽性所見を認めるため，臨床症状とあわせて評価する．
- 脈管圧迫テスト：坐位にて以下の肢位をとり，橈骨動脈の拍動を調べる．
  - アドソンテスト（Adson test）：両手を大腿前面に手を置き，吸気時に頸椎の伸展・回旋させる．
  - アレンテスト（Allen test）：肩関節90°外転・外旋位，肘関節90°屈曲位で頭部を健側に回旋させる．
  - エデンテスト（Eden test）：胸郭拡大させ，肩を後下方に引いた姿勢をとらせる．
  - ライトテスト（Wright test）：肩関節90°以上外転させた肢位をとらせる．
- 神経刺激テスト：腕神経叢を圧迫させ，肩甲部や上肢への放散痛やしびれの有無を確認する．
  - モーリーテスト（Morley test）：前斜角筋部を圧迫する．
  - ルーステスト（Roos test）：両肩関節90°外転・外旋位，肘関節90°屈曲位とした肢位で肋鎖間隙を狭小させ，3分間手指の屈伸運動を行う．

(2) 頸部の軟部組織損傷

ポイント● 鑑別テスト

予想問題 1-11 □□□

脈管圧迫テストでないのはどれか．

1. アドソンテスト（Adson test）
2. モーリーテスト（Morley test）
3. エデンテスト（Eden test）
4. ライトテスト（Wright test）

胸郭出口症候群の鑑別するテスト法には，脈管圧迫テストと神経刺激テストがある．前者にはアドソンテスト，アレンテスト，エデンテスト，ライトテストがある．一方，後者にはモーリーテストとルーステストが用いられている

【解答】2

4）外傷性腕神経叢損傷

ポイント● 分類・症状

予想問題 1-12 □□□

外傷性腕神経叢損傷で正しいのはどれか．

1. 全型は痙性麻痺となる．
2. 下位型はウェイターズチップポジションとなる．
3. 節前損傷は引き抜き損傷とも呼ばれる．
4. 上位型は節前損傷が多い．

1. 全型は節前損傷になることが多く，感覚と運動麻痺を伴う．完全弛緩性麻痺となる．
2. ウェイターズチップポジションは上位型に多い．
3. オートバイ事故で発生することが多く，転倒した際に肩関節が下方に引かれ，節前損傷（引き抜き損傷）を起こす．
4. 上位型は節後損傷が多い．

【解答】3

予想問題 1-13 □□□

外傷性腕神経叢麻痺の症状で誤っているのはどれか．

1. 前鋸筋の麻痺は節後損傷を疑う．
2. 第1胸神経根が損傷されるとホルネル徴候（Horner sign）を認める．
3. 全型が最も多い．
4. 引き抜き損傷は予後不良である．

1. 前鋸筋や菱形筋の麻痺があれば節前損傷を疑う．前鋸筋と菱形筋はそれぞれ，長胸神経，肩甲背神経に支配されており，腕神経叢の神経根部より分枝している．したがって，腕神経叢損傷の節後損傷では，腕神経叢の長胸神経と肩甲背神経の分枝より遠位で損傷するため，前鋸筋と菱形筋の麻痺は生じない．
2. 交感神経細胞体は，第1胸髄から第2腰髄の側角にあるため，腕神経叢損傷により第1胸神経根が損傷されると，眼裂狭小・眼球後退・縮瞳を3徴候とするホルネル徴候が出現する．
3. 全型が最も多く，下位型が少ないといわれている．
4. 節前損傷のため，神経は断裂し，非修復性の脊髄からの引き抜かれるため予後不良である．

【解答】1

重要ポイント

（2）頸部の軟部組織損傷

表Ⅲ-1-4　胸郭出口症候群の鑑別テスト

方法	アドソンテスト	アレンテスト	エデンテスト
	ライトテスト	モーリーテスト	ルーステスト

4）外傷性腕神経叢損傷

損傷部位による分類（図Ⅲ-1-2）

> 節前損傷（引き抜き損傷）．

- 神経節より近位で損傷：節前損傷（引き抜き損傷）
- 神経節より遠位で損傷：節後損傷

麻痺型による分類
- 全型：C5～T1 全根の損傷
- 上位型：C5・C6（C7）根の損傷
- 下位型：(C7)・C8・T1 根の損傷

発生機序
- オートバイ事故によるものが大部分を占める．

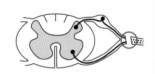

図Ⅲ-1-2　損傷部位による分類

症状

> 全型（多い，節前損傷）．上位型（ウェイターズチップポジション）．下位型（ホルネル徴候）．

- 全型（多い）
  ・節前損傷が多い．
  ・完全弛緩性麻痺となる．
  ・予後不良である．
- 上位型〔エルプ・デュシェンヌ（Erb-Duchenne）型〕
  ・節後損傷が多い．
  ・ウェイターズチップポジションと呼ばれる特有の肢位を示す（図Ⅲ-1-3）．
- 下位型（少ない）〔クルンプケ（Klumpke）型〕
  ・第1胸神経根（T1）が損傷されるとホルネル（Horner）徴候が出現する．
- 前鋸筋や菱形筋の麻痺があれば節前損傷を疑う．

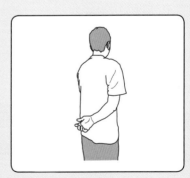

図Ⅲ-1-3
ウェイターズチップポジション

1　頭部・脊椎の軟部組織損傷

(3) 腰部の軟部組織損傷

1) 腰椎椎間板ヘルニア

ポイント● 好発年齢・性差・好発部位

予想問題 1-14　□□□

腰椎椎間板ヘルニアで正しいのはどれか．

1. 下位腰椎椎間板に好発する．
2. 第4・5腰椎間の椎間板ヘルニアではL4神経根支配領域に症状が誘発される．
3. 60歳代以降に好発する．
4. 女性に多い．

1. 上位腰椎椎間板より下位腰椎椎間板である第4・5腰椎間（L4/5）や第5腰椎・第1仙椎（L5/S1）の椎間板に好発する．
2. 一般的に第4・5腰椎間の椎間板ヘルニアではL5神経根を圧迫し，第5腰椎・第1仙椎の椎間板ヘルニアではS1神経根を圧迫する．したがって，1つ下位の腰椎神経根を圧迫する．
3. 4. 20〜40歳代の男性に好発する．

【解答】1

ポイント● 徒手検査法

予想問題 1-15　□□□

腰椎椎間板ヘルニアの検査法として有用なのはどれか．

1. スパーリングテスト（Spurling test）
2. ラックマンテスト（Lachman test）
3. パトリックテスト（Patrick test）
4. ブラガードテスト（Bragard test）

1. スパーリングテストは頸椎神経根圧迫症状の有無を確認する方法である．
2. ラックマンテストは膝関節前十字靱帯損傷を調べる検査法である．
3. パトリックテストは股関節疾患と坐骨神経痛との鑑別に用いる検査法である．
4. ブラガードテストは下位椎間板ヘルニアを検査する方法で，坐骨神経伸展テストのSLRテストで偽陽性であった場合に，疼痛が認められた肢位より挙上を緩めて足関節背屈を強制する方法である．

【解答】4

ポイント● 症　状

予想問題 1-16　□□□

第5腰椎・第1仙椎間椎間板ヘルニアの症状で正しいのはどれか．

1. 下腿外側の知覚障害
2. FNSテスト陽性
3. 長趾屈筋筋力低下
4. 膝蓋腱反射減弱

　第5腰椎・第1仙椎間椎間板ヘルニアはS1神経根が圧迫を受ける．したがって，知覚障害は，下腿後面に認められ，筋力は下腿三頭筋，長母趾屈筋，長趾屈筋の低下が，深部腱反射はアキレス腱反射の消失もしくは減弱を示す．また，下位椎間椎間板ヘルニアではSLRテストで下肢痛が誘発されるが，患側下肢のハムストリングスなどの柔軟性が低下している場合は，ブラガードテストやラセーグ徴候を追加する．

【解答】3

(3) 腰部の軟部組織損傷

1) 腰椎椎間板ヘルニア

発生機序

- 急性の発症では，中腰で重量物を挙上した場合や，スポーツなどを行っているときの急激な腰部の運動が原因で発症する．

好発年齢・性差・好発部位

> 20〜40歳男性．L4/5 と L5/S1 の椎間板．

- 20〜40歳の男性に多い．
- 椎間板線維輪が破綻し，髄核が中心部より逸脱して脊柱管内に突出し神経根や脊髄の圧迫症状を生じる．
- 第4・5腰椎間（L4/5）や第5腰椎・第1仙椎（L5/S1）の椎間板に好発する．
- 第4・5腰椎間の椎間板ヘルニアでは L5 神経根に，第5腰椎・第1仙椎の椎間板ヘルニアでは S1 神経根が圧迫を受け，症状が誘発される．

徒手検査法（図Ⅲ-1-4）

> FNSテスト．SLRテスト．ブラガードテスト．ラセーグ徴候．

- 上位椎間板ヘルニア：FNSテスト（大腿神経伸展テスト）
- 下位椎間板ヘルニア：SLRテスト（坐骨神経伸展テスト）
  ・SLRテストが偽陽性の場合に追加：ブラガードテスト（Bragard test），ラセーグ徴候（Lasegue sign）

症状

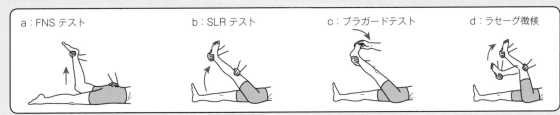

図Ⅲ-1-4　腰椎椎間板ヘルニアの徒手検査法

> 前屈制限．疼痛性側弯．知覚障害．筋力低下．深部腱反射減弱．

- 疼痛により，脊柱の運動制限，とくに前屈が制限され，疼痛性側弯を呈する．
- 上位腰椎椎間板ヘルニアは大腿神経痛，下位腰椎椎間板ヘルニアでは坐骨神経痛を呈する．
- 下肢の知覚異常やしびれ，筋力低下，深部腱反射の消失もしくは減弱がみられる．

表Ⅲ-1-5　第3・4腰椎間，第4・5腰椎間，第5腰椎・第1仙椎間における椎間板ヘルニアの症状の比較

	第3・4腰椎間	第4・5腰椎間	第5腰椎・第1仙椎間
障害神経根	L4	L5	S1
知覚障害	大腿から下腿内側	下腿外側から足背	下腿後面から足底
筋力低下	大腿四頭筋	前脛骨筋，長母趾伸筋，長趾伸筋	下腿三頭筋，長母趾屈筋 長趾屈筋，長・短腓骨筋
深部腱反射	膝蓋腱腱反射減弱	—	アキレス腱反射減弱

画像診断

- 単純X線写真，MRI，CT，脊髄・椎間板造影などを行う．
- 画像所見と臨床の症状が一致して椎間板ヘルニアと診断する．

治療法

- ほとんどの症例は保存療法で軽快するが，膀胱・直腸障害を認めた場合などは観血療法の適応となる．

2 上肢の軟部組織損傷

(1) 肩部の軟部組織損傷

1) 腱板損傷

ポイント● 好発部位

予想問題 2-1 □□□

腱板損傷が最も多いのはどれか．

1. 肩甲下筋腱の起始部
2. 棘上筋腱の停止部から 1.5 cm 近位部
3. 棘下筋の筋腱移行部
4. 小円筋の筋腹部

腱板を構成する 4 つの筋（肩甲下筋，棘上筋，棘下筋，小円筋）のうち棘上筋の損傷が最も多い．また，大結節付着部から 1.5 cm 近位部は棘上筋腱のなかで最も血行が乏しい脆弱部位であるため，損傷が好発する．

【解答】2

ポイント● 発生機序

予想問題 2-2 □□□

直達外力による腱板損傷の発生はどれか．

1. 投球動作の繰り返しによるオーバーユース
2. 手をついた際の大結節部の肩峰への衝突
3. 肩関節脱臼時の合併
4. 転倒時の肩部外側の強打

1〜3. 投球動作の繰り返しによるオーバーユース，手をついた際の大結節部の肩峰への衝突，肩関節脱臼時の合併による腱板損傷はすべて介達外力による発生である．
4. 転倒時に肩部の外側を強打した場合は腱板に直接外力が作用して損傷が発生する例である．

【解答】4

ポイント● 症　状

予想問題 2-3 □□□

腱板損傷の症状で正しいのはどれか．

1. 結節間溝部に限局性圧痛を認める．
2. 肩関節の外転 120〜180°の間で運動痛がみられる．
3. 患肢を上にした側臥位で寝た際に夜間痛が増強する．
4. 肩関節の挙上運動時に体幹の側屈動作を伴う．

1. 腱板損傷では大結節部や棘下筋の筋腹に限局性圧痛を認める．
2. 肩関節の外転 60〜120°の間で運動痛を認め，これをペインフルアークサイン（有痛弧徴候）という．
3. 夜間痛は患肢を下にした側臥位で寝た際に増強する．
4. 肩関節の挙上運動時に体幹を側屈しながら肩をすくめるような代償運動（trick motion）が特徴的にみられる．

【解答】4

重要ポイント

（1）肩部の軟部組織損傷

1）腱板損傷

特徴・好発部位

> 棘上筋．大結節付着部から 1.5 cm 近位部．

- 腱板を構成する筋（肩甲下筋，棘上筋，棘下筋，小円筋）のうち，棘上筋の損傷が多い．
- 棘上筋腱の大結節付着部から 1.5 cm 近位部での損傷が好発する（血行の乏しい脆弱部位であるため．図Ⅲ-2-1）．

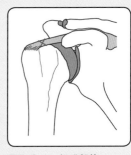

図Ⅲ-2-1　好発部位

表Ⅲ-2-1　腱板断裂の分類

完全断裂	不全断裂		
	滑液包面（表層）	関節面（深層）	腱内

発生機序

> 介達外力（オーバーユース，退行変性）．肩関節脱臼の合併．

- 直達外力
  ・転倒時などに肩部の外側を強打し発生する．
- 介達外力
  ・手や肘をついた際に大結節部が肩峰に衝突し発生する．
  ・投球や投てき動作の繰り返しによるオーバーユース（over use）で発生する．
  ・加齢による退行変性＋わずかな外力で発生する（例：電車の吊り革を掴んでいるときの急停車など）．
- その他の要因：肩関節脱臼時に合併する．

症　状

> 大結節部の圧痛．肩関節外転 60〜120°の運動痛．肩関節の挙上制限．断裂部の陥凹．筋萎縮（棘上筋，棘下筋）．肩峰骨頭間距離の減少．肩峰の骨棘形成．

- 受傷時の鋭い疼痛を訴える．
- 限局性圧痛：大結節部に認める．
- 運動痛：肩関節の外転 60〜120°の間や 90°屈曲位での内外旋で認める．
- 夜間痛：患肢を下にした側臥位で寝ると疼痛が増強する．
- 運動制限：肩関節の挙上（屈曲や外転）運動が制限される（図Ⅲ-2-2）．

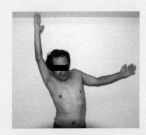

図Ⅲ-2-2　患肢挙上時の代償運動

肩関節自動外転運動時には，体幹を側屈しながら肩をすくめるような代償運動（trick motion）に注意が必要である．

（1）肩部の軟部組織損傷

ポイント● 症　状

予想問題 2-4 □□□

腱板断裂の新鮮例でみられるのはどれか．

1. 圧痛部での陥凹の触知
2. 棘上筋の筋萎縮
3. 肩峰骨頭間距離の減少
4. 肩峰下面の骨棘の形成

1. 完全断裂では圧痛部に陥凹を触知できることがある．
2. 陳旧例では棘上筋や棘下筋で筋萎縮を認める．
3. 4. 腱板損傷により棘上筋の筋力が低下すると，三角筋の筋力のみで肩を挙上させようとするため上腕骨頭の上昇が起こる．同時に肩峰下でのインピンジメントが繰り返されるため，同部位に骨棘が形成されやすくなる．これらの所見は腱板損傷の陳旧例でのX線像で確認できる．

[解答] 1

ポイント● 徒手検査法

予想問題 2-5 □□□

腱板断裂の陳旧例では陽性になりにくいのはどれか．

1. ペインフルアークサイン（painful arc sign）
2. ドロップアームサイン（drop arm sign）
3. 棘上筋テスト（supraspinatus test）
4. インピンジメント徴候（impingement sign）

2. ドロップアームサインとは，患肢を他動的に外転させて90°付近で手を離すと被検者が患肢を保持できずに落下させてしまう徴候をいう．この徴候は腱板断裂（とくに棘上筋）による肩関節の外転筋力の低下が著しい場合にみられるが，陳旧例では上腕二頭筋等が棘上筋の作用を代償するためドロップアームサインは陽性とならないことが多い．
1, 3, 4. これら3つの徴候は新鮮例，陳旧例ともに陽性となる．

[解答] 2

予想問題 2-6 □□□

右の図の徒手検査法で正しいのはどれか．

1. 肩関節伸展・外旋位を開始肢位とする．
2. 開始肢位から自動内旋させる．
3. 手を背中から離すことができる場合を陽性とする．
4. 陽性時には大胸筋損傷を疑うことができる．

　図の徒手検査法はリフトオフテストと呼ばれ，以下の手技で行う．
- 患肢の手の甲が背中に接した位置（肩関節伸展・内旋位）から手を背中から離す（自動内旋を行う）．
- 手を背中から離すことができない場合を陽性とし，肩甲下筋腱断裂を疑う．

[解答] 2

重要ポイント

（1）肩部の軟部組織損傷

- その他の症状
  - 陥凹：完全断裂では圧痛部に触知できることがある．
  - 筋萎縮：完全断裂の陳旧例では棘上筋や棘下筋で発生する．
  - X線像：上腕骨頭の上昇（肩峰骨頭間距離の減少），肩峰下面の骨棘形成（図Ⅲ-2-3）
  - 合併症：関節包や滑液包の損傷

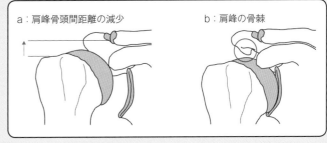

図Ⅲ-2-3　X線像の特徴的所見

徒手検査法（図Ⅲ-2-4）

> ペインフルアークサイン．ドロップアームサイン．リフトオフテスト．

◎主に棘上筋に対する検査法
- ペインフルアークサイン（painful arc sign）／有痛弧徴候
  - 手技：患肢をゆっくりと外転させる．
  - 陽性：外転60〜120°の間で疼痛が増強し，それ以外の範囲では疼痛が消失する．
    → 腱板断裂，腱板炎，肩峰下滑液包炎
- ドロップアームサイン（drop arm sign）
  - 手技：患肢を他動的に外転させて90°付近で手を離す．
  - 陽性：患者が患肢を保持できず落下してしまう．
    → 腱板断裂の急性期
- 棘上筋テスト（supraspinatus test）
  - 手技：肩関節内旋・肩甲骨面上で90°屈曲位とし，下方に抵抗を加える．
  - 陽性：疼痛を訴える．
    → 腱板炎，肩峰下滑液包炎

◎肩甲下筋に対する検査法
- リフトオフテスト（lift off test）
  - 手技：患肢の手の甲が背中に接した位置（肩関節伸展・内旋位）から手を背中から離す．
  - 陽性：手を背中から離すことができない→肩甲下筋腱断裂

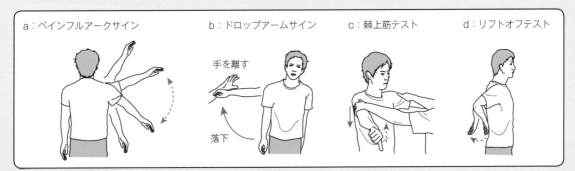

図Ⅲ-2-4　徒手検査法
検者の力の向き：——→　　被検者の力の向き：-------→

（1）肩部の軟部組織損傷

2）上腕二頭筋長頭腱損傷

ポイント● 特徴・発生機序・損傷の分類

予想問題 2-7 □□□

上腕二頭筋長頭腱損傷の発生で正しいのはどれか．

1. 若年者の男性に多く発生する．
2. 重量物を持ち上げようとした際のように上腕二頭筋に突然の伸張力が加わり発生する．
3. 肩関節の外転・外旋運動の繰り返しにより大結節との摩擦で発生する．
4. 腱の変性を伴っている例では筋腱移行部で断裂することが多い．

1. 好発年齢は加齢による腱の退行変性を伴った40～50歳とされる．
2. 3．発生機序としては，上腕二頭筋の緊張時に突然の伸張力が加わり発生する場合や肩関節の外転および外旋運動の繰り返しによるオーバーユース時に小結節との摩擦で発生する場合などがある．
4. 長頭腱の断裂は腱の変性を伴っている例では結節間溝部に多く，若年者のスポーツ外傷の例では筋腱移行部で多くみられる．

【解答】2

ポイント● 症　状

予想問題 2-8 □□□

上腕二頭筋長頭腱断裂の症状で正しいのはどれか．

1. 肩峰下部に限局性圧痛を認める．
2. 皮下出血斑が主に前腕部にみられる．
3. 急性期では肘関節の屈曲力が低下する．
4. 上腕二頭筋を収縮させると筋腹が近位に移動する．

1. 限局性圧痛は結節間溝部に認める．
2. 皮下出血斑は主に上腕部にみられる．
3. 急性期では疼痛により肘関節の屈曲力低下が顕著である．
4. 上腕二頭筋を収縮させると筋腹が遠位に移動する変形がみられる．

【解答】3

ポイント● 徒手検査法

予想問題 2-9 □□□

右の図の徒手検査法で誤っているのはどれか．

1. スピードテスト（Speed test）と呼ばれる．
2. 検者は被検者が行う前方挙上に対し抵抗を加える．
3. 結節間溝部の圧痛が増強した場合を陽性とする．
4. 陽性時には上腕二頭筋長頭腱の完全断裂と断定できる．

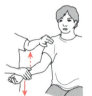

図の徒手検査法はスピードテストと呼ばれ，以下の手技で行う．
- 被検者には肘関節伸展位，前腕回外位で前方挙上させる．
- 検者は被検者の動きに対して下方に抵抗を加える．
- 結節間溝部の圧痛が増強した場合を陽性とし，上腕二頭筋長頭腱の部分断裂や長頭腱炎を疑うことができる．

この検査法は腱炎と腱断裂の鑑別を目的としたものではないため，陽性であっても完全断裂と断定することはできない．

【解答】4

重要ポイント

（1）肩部の軟部組織損傷

2）上腕二頭筋長頭腱損傷

特徴・発生機序

> 40〜50歳の肉体労働者．オーバーユース（小結節との摩擦）．

- 加齢による腱の退行変性を伴った40〜50歳の肉体労働者に多く発生する．
- 上腕二頭筋の緊張時に突然の伸張力が加わり発生する．
- 肩関節の外転および外旋運動の繰り返しによるオーバーユース時に小結節との摩擦で発生する．

損傷の分類

①長頭腱断裂（急性損傷）
- 結節間溝部での断裂：腱の変性を伴っている例で多い．
- 筋腱移行部での断裂：若年者のスポーツ外傷でみられる．

②長頭腱炎や腱鞘炎（オーバーユース損傷）

症　状

> 結節間溝部の圧痛．肘関節屈曲力の低下（急性期）．筋腹の遠位への移動．

①長頭腱断裂
- 断裂音を伴った受傷時痛を訴える．
- 限局性圧痛：結節間溝部に認める．
- 皮下出血斑：上腕部にみられる．
- 筋力低下：急性期では疼痛により肘関節屈曲力が低下する．
- 患部の変形：上腕二頭筋を収縮させると，筋腹が遠位に移動する（図Ⅲ-2-5）．

②長頭腱炎や腱鞘炎
- 限局性圧痛：結節間溝部に認める．
- 放散痛：肘関節の運動時に上腕二頭筋に沿って認める．

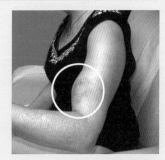

図Ⅲ-2-5　完全断裂時の外観

徒手検査法（図Ⅲ-2-6）

> ヤーガソンテスト．スピードテスト．肘屈曲テスト．

- ヤーガソンテスト（Yergason test）
  ・手技：肘関節90°屈曲位とし前腕を回外させると同時に回内方向に抵抗を加える．
- スピードテスト（Speed test）
  ・手技：肘関節伸展位，前腕回外位で前方に挙上させると同時に下方に抵抗を加える．
- 肘屈曲テスト（elbow flexion test）
  ・手技：肘関節伸展位，前腕回外位で肘関節を屈曲させると同時に伸展方向に抵抗を加える．
  ・上記検査の陽性：結節間溝部の圧痛が増強する．
    →長頭腱の部分断裂，長頭腱炎

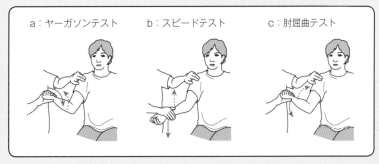

図Ⅲ-2-6　徒手検査法　　検者の力の向き：⟶　　被検者の力の向き：-----▶

（1）肩部の軟部組織損傷

3）肩峰下インピンジメント症候群

ポイント● 発生機序

予想問題 2-10 □□□

肩峰下インピンジメント症候群の発生原因で誤っているのはどれか.

1. 肩峰下滑液包の癒着
2. 上腕二頭筋長頭腱の断裂
3. 腱板損傷による筋力低下
4. 肩関節後方関節包の拘縮

肩峰下インピンジメント症候群を引き起こす主な原因としては，肩峰下滑液包の癒着，腱板の筋力低下，後方関節包の拘縮などがある.

【解答】2

ポイント● 徒手検査法

予想問題 2-11 □□□

右の図の徒手検査法で誤っているのはどれか.

1. ニアーのインピンジメントサイン（Neer's impingement sign）と呼ばれる.
2. 被検者の患肢を内旋位とし他動的に前方挙上する.
3. 大結節部に疼痛が出現した場合を陽性とする.
4. 陽性時には肩峰下滑液包炎と断定できる.

図の徒手検査法はニアーのインピンジメントサインと呼ばれ，以下の手技で行う.
- 検者は肩甲骨を固定し，被検者の患肢を内旋位で他動的に前方挙上する.
- 大結節部に疼痛が出現した場合を陽性とし，腱板炎や肩峰下滑液包炎などを疑う.

この検査法は肩峰下で大結節等がインピンジメントする病態を確認しているのみであり，その原因となる疾患を特定するものではない.

【解答】4

肩部の軟部組織損傷の複合問題

予想問題 2-12 □□□

徒手検査法と開始肢位で正しい組合せはどれか.

1. 棘上筋テスト ─── 肩関節外旋・肩甲骨面上で90°屈曲位
   （supraspinatus test）
2. ヤーガソンテスト ─── 肘関節伸展位，前腕回内位
   （Yergason test）
3. スピードテスト ─── 肘関節90°屈曲位，前腕回外位
   （Speed test）
4. ホーキンスのイン ─── 肩関節90°外転・外旋位
   ピンジメントサイン
   （Hawkins' impingement sign）

1. 棘上筋テストは肩関節内旋・肩甲骨面上で90°屈曲位を開始肢位とし，それに対し検者が下方に抵抗を加える．肩関節を内旋位にすることで棘上筋に負荷をかかりやすくしている.
2. ヤーガソンテストは肘関節90°屈曲位を開始肢位とし，被検者が前腕を回外させると同時に検者が回内方向に抵抗を加える．肘関節を90°屈曲位にすることで回外筋を弛緩させ，回外運動への負荷を上腕二頭筋にかかりやすくしている.
3. スピードテストは肘関節伸展位，前腕回外位を開始肢位とし，被検者に前方挙上させると同時に検者が下方に抵抗を加える．肘関節を伸展位にすることで上腕二頭筋を伸張させ，肩関節の前方挙上時の負荷をかかりやすくしている.
4. ホーキンスのインピンジメントサインは肩関節90°外転・外旋位を開始肢位とし，検者が他動的に内旋する.

【解答】4

（1）肩部の軟部組織損傷

3）肩峰下インピンジメント症候群

特徴・発生機序

> 烏口肩峰アーチ，肩峰下滑液包，腱板，後方関節包．

- 大結節，腱板，肩峰下滑液包などが肩の挙上時に烏口肩峰アーチに衝突し，腱板炎や肩峰下滑液包炎を発症した病態をいう（図Ⅲ-2-7）．
- 肩関節の挙上（屈曲や外転）運動の繰り返しにより発生する（投球動作，テニスのサーブ，水泳のクロールなど）．
- 肩峰下インピンジメントを引き起こす原因には，肩峰下滑液包の癒着，腱板の筋力低下，後方関節包の拘縮などがある．

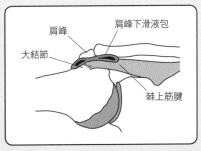

図Ⅲ-2-7　肩峰下インピンジメントの病態

病期による分類

- ニアー（Neer）分類
  - 第1期：炎症（浮腫および出血）期で，25歳以下で好発する．
  - 第2期：線維化または慢性腱炎の時期で，25～40歳で好発する．
  - 第3期：腱板の部分または完全断裂の時期で，40歳以上で好発する．

症　状

> 肩関節挙上時の運動痛，夜間痛．

- 運動痛：肩関節の挙上（屈曲や外転）運動で認める．
- 夜間痛：患肢を下にした側臥位で寝ると疼痛が増強する．
- 筋力低下：肩関節の挙上（屈曲や外転）運動の筋力が低下する．
- 運動制限：後方関節包の拘縮が原因の場合は，肩関節の水平内転や内旋運動が制限される．

徒手検査法（図Ⅲ-2-8）

> インピンジメントサイン（ニアー，ホーキンス）．

- ニアーのインピンジメントサイン（Neer's impingement sign）
  - 手技：肩甲骨を固定し，内旋位で患肢を他動的に前方挙上する．
- ホーキンスのインピンジメントサイン（Hawkins' impingement sign）
  - 手技：肩甲骨を固定し，肩関節90°外転・外旋位から他動的に内旋する．
  - 上記検査の陽性：大結節部に疼痛が出現する．
    → 腱板炎，肩峰下滑液包炎，腱板断裂により肩関節に不安定性がある場合など

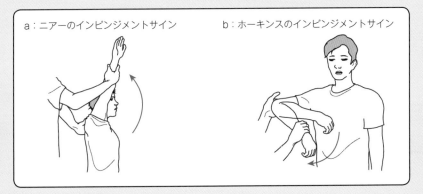

図Ⅲ-2-8　徒手検査法　検者の力の向き：→

（1）肩部の軟部組織損傷

4）その他の肩部の疾患

① SLAP（superior labrum anterior and posterior）損傷

ポイント● 特徴・発生機序・症状

予想問題 2-13 □□□

SLAP損傷で正しいのはどれか．

1. 肩関節の下方関節唇を損傷した病態をいう．
2. 上腕三頭筋長頭腱への牽引力が発生原因となる．
3. 肩関節の挙上回旋運動により運動痛を認める．
4. サルカスサインを認める．

1. 肩関節の上方関節唇に変性，剥離，断裂が起きた病態をいう．
2. 投球動作の繰り返しによる上腕二頭筋長頭腱への牽引力や肩関節への剪断力が発生原因となる．
3．4．肩関節の挙上回旋運動により運動痛を認め，それを再現する徒手検査法がクランクテストである．サルカスサインはルースショルダー（動揺性肩関節）などでみられる．

【解答】3

ポイント● 徒手検査法

予想問題 2-14 □□□

右の図の徒手検査法で誤っているのはどれか．

1. クランクテスト（crank test）と呼ばれる．
2. 被検者の肩関節を肩甲骨面上で160°外転位とする．
3. 検者は上腕骨頭を関節窩に押し付けながら内外旋を加える．
4. 肩関節の不安定感を訴えた場合を陽性とし，ルースショルダーを疑う．

図の徒手検査法はクランクテストと呼ばれ，以下の手技で行う．
● 被検者に対し肩甲骨面上で肩関節を160°外転位，肘関節を90°屈曲位とする．
● 検者は上腕骨頭を関節窩に押し付けるようにしながら肩関節の内外旋を行う．
● 肩関節に疼痛およびクリック音が認められた場合を陽性とし，SLAP損傷を疑うことができる．

【解答】4

②ルースショルダー（loose shoulder）／動揺性肩関節

ポイント● 特徴・症状・徒手検査法

予想問題 2-15 □□□

ルースショルダー（動揺性肩関節）で正しいのはどれか．

1. 一般的に若年男性に多い．
2. 多くは両側性である．
3. スリッピング現象は触診により確認する．
4. 前方アプリヘンジョンテストは患肢を下垂位で行う．

1. 一般的には若年者の女性に多い．
2. 多くは両側性で，全身の関節弛緩性を伴う場合もある．
3. スリッピング現象とは肩関節をゼロポジションとした際に生じる上腕骨軸と肩甲棘軸のずれをいい，X線像により確認することができる．
4. 前方アプリヘンジョンテストは被検者の肢位を肩関節外転・外旋90°とし，検者が上腕骨頭を前方に押し出した際に脱臼感や不安定感を訴えた場合を陽性とする．

【解答】2

重要ポイント

（1）肩部の軟部組織損傷

4）その他の肩部の疾患

① SLAP（superior labrum anterior and posterior）損傷

> 肩関節の上方関節唇．クランクテスト．

特徴・発生機序・症状
- 肩関節の上方関節唇に変性，剥離，断裂が起きた病態をいう．
- 投球動作（肩関節の外転・外旋運動）の繰り返しにより，上腕二頭筋長頭腱への牽引力や肩関節への剪断力が原因で発生する．
- 手をついて転倒した際に上腕骨頭が関節窩上縁に衝突して発生する．
- 投球動作や肩関節の挙上回旋運動により運動痛を認める．

徒手検査法
- クランクテスト（crank test）（図Ⅲ-2-9）
  ・手技：肩甲骨面上で肩関節160°外転位，肘関節90°屈曲位とし，上腕骨頭を関節窩に押し付けるようにしながら肩関節の内外旋を行う．
  ・陽性：疼痛の出現およびクリック音の触知が確認できる．
    → SLAP損傷

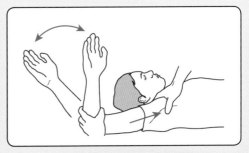

図Ⅲ-2-9　徒手検査法（クランクテスト）
検者の力の向き：→

②ルースショルダー（loose shoulder）／動揺性肩関節

> 肩関節の動揺性．スリッピング現象．サルカスサイン．前方アプリヘンジョンテスト．

特徴・症状
- 肩関節の動揺性を認める不安定症をいう．
- 若年者，女性，オーバーアーム動作を行うスポーツ（野球，バレーボールなど）の選手に多い．
- 両側性が多く，全身の関節弛緩性を伴う場合もある．
- 肩関節の挙上運動などの繰り返しにより肩の不安定性を生じる．
- 主に下方への動揺性を認めることが多いが，前方や後方への動揺性を訴えることもある．
- X線像：スリッピング（slipping）現象（ゼロポジションでの上腕骨軸と肩甲棘軸のずれ）（図Ⅲ-2-10）

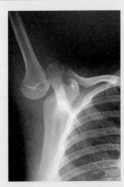

図Ⅲ-2-10　スリッピング現象

徒手検査法（図Ⅲ-2-11）
- サルカスサイン（sulcus sign）
  ・手技：肩関節外旋位（または内旋位）で上腕を下方に牽引する．
  ・陽性：肩峰と上腕骨頭の間に陥凹を認める．
    →ルースショルダー，腋窩神経麻痺
- 前方アプリヘンジョンテスト（anterior apprehension test）
  ・手技：肩関節外転・外旋90°で，上腕骨頭を前方に押し出す．
  ・陽性：脱臼感，不安感，疼痛を訴える．
    →反復性肩関節脱臼，ルースショルダー

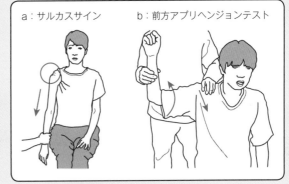

a：サルカスサイン　　b：前方アプリヘンジョンテスト

図Ⅲ-2-11　徒手検査法　検者の力の向き：→

（1）肩部の軟部組織損傷

③リトルリーガー肩（little leaguer's shoulder）

ポイント● 特徴・症状

予想問題 2-16 □□□

リトルリーガー肩で正しいのはどれか．

1. 10～15歳の少年野球の投手に好発する．
2. 上腕骨近位骨端線離開を呈した場合はソルター・ハリス（Salter-Harris）分類のⅡ型が多い．
3. 上腕骨近位骨端線内側部に限局性圧痛を認める．
4. 骨端線離開が進行すると骨端が外前方に転位する．

1. 10～15歳の少年野球の投手に多く，次いで捕手に多く発生するとされる．
2. 上腕骨近位骨端成長軟骨板の炎症または骨端線離開の病態をいい，骨端線離開を呈した場合はソルター・ハリス分類のⅠ型が多い．
3. 上腕骨近位骨端線外側部に限局性圧痛を認め，急性期には同部位に熱感を認めることもある．
4. 投球動作のフォロースルー期にかかる肩関節への内転，内旋，伸展の張力が発生の原因のため，骨端線離開が進行すると骨端はその張力の影響により内後方に転位する．

【解答】1

④肩関節周囲炎／凍結肩

ポイント● 特徴・症状

予想問題 2-17 □□□

肩関節周囲炎で誤っているのはどれか．

1. 40歳以降で50～60歳代に多く発生する．
2. 肩関節の腱板にアパタイト結晶が沈着し炎症を引き起こしたものである．
3. 肩関節の外転・外旋時に運動痛が著明である．
4. 結帯や結髪動作が困難となる．

1. 好発年齢は40歳以降で，とくに50～60歳代に多く発生する．
2. 原因がはっきりしない肩関節の疼痛を伴った運動障害の病態をいう．肩関節の腱板にアパタイト結晶が沈着し炎症を引き起こしたものは石灰沈着性腱板炎に該当する．
3. 4. 肩関節の外転・外旋時に運動痛が著明である．また，肩関節の外旋・内旋・挙上・水平伸展運動が制限され，結帯や結髪動作が困難となる例が特徴的である．

【解答】2

投球肩障害の複合問題

予想問題 2-18 □□□

投球肩障害において疼痛が出現する時期で正しい組合せはどれか．

1. SLAP損傷 ──────── コッキング期
2. 腱板損傷 ──────── 加速期
3. 肩関節前方不安定症 ──── 減速期
4. 肩峰下インピンジメント症候群 ── フォロースルー期

1. コッキング期は肩関節の外旋が最大となる時期で，上腕骨頭の後方偏位に伴い肩関節の関節包前面の緊張が高まるためルースショルダー（肩関節前方不安定症）で疼痛が出現する．
2. 加速期は肩関節最大外旋位からボールが手を離れるまでの時期で，肩関節は外転位を保ちながら内旋していくため肩峰下インピンジメント症候群や腱板損傷で疼痛が出現する．
3. 減速期はボールが手を離れてから肩関節の内旋が最大となる時期で，外転100°のまま水平屈曲が35°に達し，同時に周囲の筋群で伸張性収縮が起きるためベネット病変やSLAP損傷で疼痛が出現する．
4. フォロースルー期は肩関節の最大内旋位以降の時期で，肩関節の水平屈曲が60°に達することから肩甲骨の外転も最大となるため肩甲上神経絞扼障害で疼痛が出現する．

【解答】2

> 重要ポイント

（1）肩部の軟部組織損傷

③リトルリーガー肩（little leaguer's shoulder）

> 上腕骨近位骨端成長軟骨板．

特徴・発生機序・症状
- 10～15歳の少年野球の投手および捕手に多く発生する．
- 上腕骨近位骨端成長軟骨板の炎症または骨端線離開の病態をいう（図Ⅲ-2-12）．
- 多くはソルター・ハリス（Salter-Harris）分類のⅠ型を呈する．
- 進行すると骨端が内後方に転位する．
- 投球動作のフォロースルー期にかかる捻れと張力（内転，内旋，伸展）により発生する．
- 上腕骨近位骨端線外側部に限局性圧痛を認める．
- 急性期には熱感を認める．

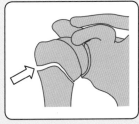

図Ⅲ-2-12　リトルリーガー肩

④肩関節周囲炎／凍結肩

> 40歳以降．結帯・結髪動作困難．夜間痛．

特徴・症状
- 40歳以降（50～60歳代）に多く発生する．
- 腱板損傷，肩峰下滑液包炎，石灰沈着性腱板炎などを除外した原因がはっきりしない肩関節の疼痛を伴った運動障害（拘縮）をいう．
- とくに肩関節の外転・外旋時に運動痛が著明である．
- 圧痛は初期に烏口突起周辺に認められ，その後は肩前外方～後方へと移動する場合が多い．
- 肩関節の外旋・内旋・挙上・水平伸展運動が制限される（結帯や結髪動作が困難となる）．
- 病期
  ・炎症期：強い疼痛（夜間痛）と疼痛による運動制限がみられる．
  ・拘縮期：拘縮による運動制限がみられる．
  ・解氷期：拘縮が緩解し，運動痛や夜間痛も改善する．

⑤石灰沈着性腱板炎

> 40～60歳の女性．夜間痛．

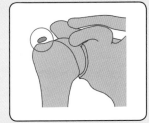

図Ⅲ-2-13　石灰沈着性腱板炎

特徴・症状
- 40～60歳の女性に多く発生する．
- 関節周囲の軟部組織にアパタイト結晶が沈着し炎症を引き起こすもので，肩関節の腱板に好発する（図Ⅲ-2-13）．
- 突然の激しい痛みが出現する（とくに夜間痛）．
- 発赤と熱感を認める．

> **重要ポイント＋　投球肩障害**

・投球障害の原因となる疾患によって，疼痛が出現する投球動作の時期が異なる．

コッキング期	肩関節前方不安定症
加速期	肩峰下インピンジメント症候群，腱板損傷
減速期	ベネット（Bennett）病変，SLAP損傷
フォロースルー期	肩甲上神経絞扼障害
全般	上腕骨近位骨端線離開

ワインドアップ期　コッキング期　加速期　減速期　フォロースルー期

（2）肘部の軟部組織損傷

1）野球肘

ポイント● 特徴・症状

予想問題 2-19　□□□

野球肘で誤っているのはどれか．
1. 投球動作により生じる肘の障害をいう．
2. 少年期の野球の投手に好発する．
3. 投球時の運動痛が主症状であり，肘関節の運動制限はみられない．
4. 症状が初期の段階では保存療法を原則とする．

1．2．野球肘とは投球動作により生じる肘の障害の総称であり，少年期（10〜16歳）の野球の投手や捕手に好発する．
3．投球動作による運動痛が著明で，肘関節の屈曲や伸展運動の可動域に制限がみられる場合もある．
4．症状が初期の段階では投球動作の中止または制限を行いながら保存療法を実施する．

【解答】3

ポイント● 分　類

予想問題 2-20　□□□

投球動作の時期と肘部にかかる負荷で誤っている組合せはどれか．
1. コッキング期 ――― 前方部への伸張力
2. 加速期 ――――― 内側部への伸張力
3. 減速期 ――――― 外側部への圧迫力
4. フォロースルー期 ― 後方部への圧迫力

1．2．コッキング期〜加速期においては，肘関節の内側部に伸張力（牽引力）が作用する．
3．加速期〜減速期においては，肘関節の外側部に圧迫力（剪断力）が作用する．
4．フォロースルー期においては，肘関節の後方に圧迫力が作用する．

【解答】1

予想問題 2-21　□□□

野球肘で正しい組合せはどれか．
1. 内側型 ―― 裂離骨折
2. 外側型 ―― 筋付着部炎
3. 前方型 ―― 疲労骨折
4. 後方型 ―― 靱帯損傷

1．内側型は肘関節の内側部に作用する伸張力（牽引力）が引き起こす障害で，内側側副靱帯の牽引による裂離骨折（骨端線離開）や内側側副靱帯損傷などが該当する．
2．外側型は肘関節の外側部に作用する圧迫力（剪断力）が引き起こす障害で，上腕骨小頭での離断性骨軟骨炎などが該当する．
3．前方型と呼ばれる特徴的な障害はない．
4．後方型は肘関節の後方に作用する圧迫力が引き起こす障害で，肘頭での骨端線閉鎖遅延や疲労骨折などが該当する．

【解答】1

(2) 肘部の軟部組織損傷

1）野球肘

特　徴
- 野球の投球動作により生じる肘の障害の総称である．
- 10～16歳の投手や捕手に好発する．

発生機序

> オーバーユース損傷（投球動作の反復）．

- 投球動作の反復により発生する（オーバーユース損傷）．

分　類（図Ⅲ-2-14）

> 内側型（裂離骨折，内側側副靱帯損傷），外側型（離断性骨軟骨炎），後方型（疲労骨折）．

- 内側型（コッキング期～加速期）
  - 内側側副靱帯の牽引による裂離骨折（骨端線離開など）
  - 内側側副靱帯損傷
- 外側型（加速期～減速期～フォロースルー期）
  - 肘関節外側部への圧迫力による上腕骨小頭での離断性骨軟骨炎や関節遊離体形成
- 後方型（フォロースルー期）
  - 肘頭での骨端線閉鎖遅延，疲労骨折，骨棘形成など

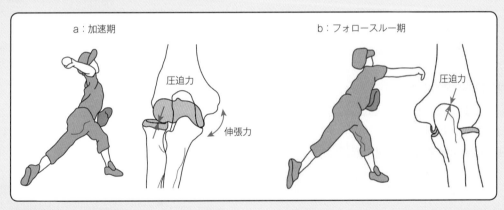

図Ⅲ-2-14　投球動作時にかかる肘部への負荷

症　状
- 限局性圧痛：肘関節の損傷部（内側部，外側部，後方部）に認める．
- 運動痛：投球動作により認める．
- 運動制限：肘関節の屈曲や伸展可動域が制限される．

治療法
- 初期の段階では投球動作の中止または制限と保存療法を実施する．
- 離断性骨軟骨炎の遊離期以上では観血療法の適応となる．

(2) 肘部の軟部組織損傷

2) 肘内側側副靱帯損傷

ポイント● 発生機序

予想問題 2-22 ☐☐☐

肘内側側副靱帯損傷の発生原因として誤っているのはどれか.

1. 肘関節後方脱臼
2. 橈骨近位端部骨折
3. 肘頭骨折
4. 投球動作の反復

肘内側側副靱帯損傷の発生は，手をついて転倒した際に肘関節に外反強制が加わった場合（肘関節後方脱臼や橈骨近位端部骨折などの合併損傷）のような急性型と，野球肘の内側型のような亜急性型とがある.

【解答】3

ポイント● 徒手検査法

予想問題 2-23 ☐☐☐

右の図の徒手検査法で誤っているのはどれか.

1. 被検者の肢位は肘関節伸展位，前腕回外位とする.
2. 検者は被検者の肘関節に外反ストレスを加える.
3. 肘部に疼痛および不安定性がみられた場合を陽性とする.
4. 陽性時には肘内側側副靱帯の損傷が疑われる.

図の徒手検査法は肘内側側副靱帯損傷に対する外反ストレステストで，以下の手技で行う.
- 被検者の肢位を肘関節軽度屈曲位，前腕回外位とし，検者は被検者の肘関節に外反ストレスを加える.
- 肘部の内側に疼痛および不安定性がみられた場合を陽性とする.

肘関節を伸展位にすると肘頭が肘頭窩にはまり込んでしまうため，その肢位で肘関節を外反させても内側側副靱帯に充分なストレスを加えることができない.

【解答】1

3) 離断性骨軟骨炎

ポイント● 特徴・症状

予想問題 2-24 ☐☐☐

離断性骨軟骨炎で正しいのはどれか.

1. 上腕骨滑車切痕部に生じる軟骨下骨の壊死である.
2. 関節遊離体を認めることがある.
3. 分離期では嵌頓症状を起こすことが多い.
4. どの病期においても保存療法の適応が原則である.

1. 上腕骨小頭（まれに橈骨頭）の軟骨下骨組織に生じた炎症および壊死の病態をいう.
2〜4. 病期は以下の3期に区分される.
- 透亮期：局所的に骨化が停滞した病態.
- 分離期：小骨片が形成され分節化された病態.
- 遊離期：形成された小骨片が遊離体（関節ネズミ）となった病態で，関節裂隙にはまり込むことで礫音や嵌頓症状を呈することがある.

透亮期では投球動作の中止や制限を行いながら保存療法を実施することで回復が見込まれるが，分離期や遊離期まで進行した場合は観血療法の適応となる.

【解答】2

重要ポイント

(2) 肘部の軟部組織損傷

2) 肘内側側副靱帯損傷

特徴・発生機序

> 前斜走線維．肘関節の外反強制．野球肘（内側型）．

- 3種類の線維（前斜走線維，後斜走線維，横走線維）のうち，前斜走線維が最も受傷しやすい（図Ⅲ-2-15）．
- 手をついて転倒した際に肘関節に外反強制が加わり発生する（肘関節後方脱臼や橈骨頭・頸部骨折などに合併する）．
- 投球動作の反復により発生する（野球肘の内側型）．

症状

- 限局性圧痛：内側側副靱帯部（とくに前斜走線維部）に認める．
- 運動痛：肘関節の外反ストレスで認める．

徒手検査法

> 外反ストレステスト．

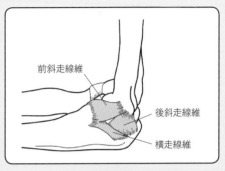

図Ⅲ-2-15　肘内側側副靱帯

- 外反ストレステスト（abduction stress test）（図Ⅲ-2-16）
  - 手技：肘関節軽度屈曲位，前腕回外位で肘関節に外反ストレスをかける．
  - 陽性：疼痛および不安定性が確認できる．
    → 肘内側側副靱帯損傷

3) 離断性骨軟骨炎

特徴・発生機序

> 上腕骨小頭の軟骨下骨組織．野球肘（外側型）．

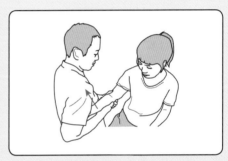

図Ⅲ-2-16　徒手検査法（外反ストレステスト）
検者の力の向き：→

- 上腕骨小頭（まれに橈骨頭）の軟骨下骨組織に生じた炎症および壊死の病態をいう．
- 投球動作の反復によって上腕骨小頭に繰り返される圧迫力や剪断力により発生する（野球肘の外側型）．

症状

> 関節遊離体．軋音．嵌頓症状．

- 運動痛：急性期には投球動作により認める．
- 軋音（crepitus）や嵌頓症状（locking）：慢性期には関節遊離体により生じることがある．
- 病期（図Ⅲ-2-17）
  - 透亮期：局所的骨化の停滞
  - 分離期：小骨片の形成（分節化）
  - 遊離期：骨欠損による遊離体（関節ネズミ）の形成

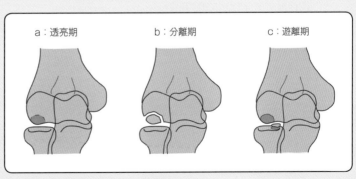

図Ⅲ-2-17　離断性骨軟骨炎の病期

(2) 肘部の軟部組織損傷

4) 上腕骨外側上顆炎（バックハンドテニス肘）

ポイント● 特徴・発生機序・症状・治療法

予想問題 2-25 □□□

上腕骨外側上顆炎で誤っているのはどれか．

1. 短橈側手根伸筋の起始部での炎症をいう．
2. テニスのバックハンド動作の多用による発生が代表例である．
3. 上腕骨外側上顆部に限局性圧痛や運動痛がみられる．
4. テニス肘バンドを用いて上腕骨外側上顆部を圧迫することで日常動作時の疼痛を軽減できる．

1. 上腕骨外側上顆より起始する短橈側手根伸筋の付着部炎の病態をいう．
2. スポーツ外傷ではテニスのバックハンド動作の多用による発生が代表例である．スポーツ以外では日常生活における手関節や手指の使い過ぎにより生じることもある．
3. 上腕骨外側上顆部に限局性圧痛を認めると同時に，日常生活での手関節の使用時に同部位に運動痛も認める．
4. テニス肘バンドは短橈側手根伸筋の筋腹に装着することで，同筋の収縮時の起始部での伸張痛を軽減することができる．

【解答】4

ポイント● 徒手検査法

予想問題 2-26 □□□

トムゼンテスト（Thomsen test）で誤っているのはどれか．

1. 被検者の肢位は肘関節伸展位，前腕回外位，手関節背屈位とする．
2. 手指は拳を作った状態にするとより有用である．
3. 検者は被検者の手関節に掌屈方向への抵抗を加える．
4. 上腕骨外側上顆部に疼痛が出現したものを陽性とする．

上腕骨外側上顆炎に対する徒手検査法であるトムゼンテストは以下の手技で行う．
- 被検者の肢位を肘関節伸展位，前腕回内位，手関節背屈位とし，検者は被検者の手関節に掌屈方向への抵抗を加える．
- 上腕骨外側上顆部に疼痛が出現した場合を陽性とする．

手指は拳を作った状態にすることで，疼痛が誘発されやすい．

【解答】1

予想問題 2-27 □□□

上腕骨外側上顆炎に対する徒手検査法として誤っているのはどれか．

1. トムゼンテスト（Thomsen test）
2. チェアーテスト（chair test）
3. 指交叉テスト（cross finger test）
4. 中指伸展テスト（middle finger extension test）

1，2，4．上腕骨外側上顆炎に対する徒手検査法としてはトムゼンテスト，チェアーテスト，中指伸展テストなどがある．
3．指交叉テストとは示指の上に中指を乗せるように指を交叉させることができるかどうかを確認する検査法で，尺骨神経の障害により骨間筋に筋力低下があると交叉することができなくなる．

【解答】3

重要ポイント

(2) 肘部の軟部組織損傷

4) 上腕骨外側上顆炎

> 短橈側手根伸筋．テニスのバックハンド動作．

特徴・発生機序
- 上腕骨外側上顆より起始する短橈側手根伸筋の付着部炎の病態をいう．
- テニスのバックハンド動作，日常生活における手関節や手指の使い過ぎにより生じた筋付着部の変性や微小断裂を原因とする．

症　状

> 上腕骨外側上顆部の圧痛．

- 限局性圧痛：上腕骨外側上顆部に認める．
- 運動痛：手関節の使用により肘関節外側部に認める（タオルを絞る，掃き掃除，戸の開け閉めなど）．

徒手検査法（図Ⅲ-2-18）

> トムゼンテスト．チェアーテスト．中指伸展テスト．

- トムゼンテスト（Thomsen test）
  ・手技：肘関節伸展位，前腕回内位，手関節背屈位（手指は拳を作った状態）とし，手関節掌屈方向へ抵抗を加える．
- チェアーテスト（chair test）
  ・手技：肘関節伸展位，前腕回内位で椅子を持ち上げる．
- 中指伸展テスト（middle finger extension test）
  ・手技：肘関節伸展位，前腕回内位，手関節背屈位とし，中指を伸展させた状態から屈曲方向へ抵抗を加える．
  ・上記検査の陽性：上腕骨外側上顆部に疼痛が出現する．
    →上腕骨外側上顆炎

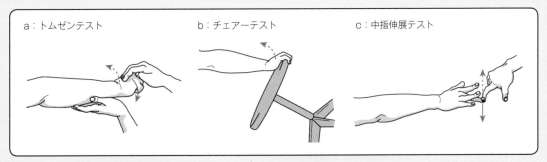

図Ⅲ-2-18　徒手検査法　検者の力の向き：──→　被検者の力の向き：┄┄→

治療法

> テニス肘バンド．

- 日常生活においてはテニス肘バンドを装着し，手関節の使い方を指導する（図Ⅲ-2-19）．

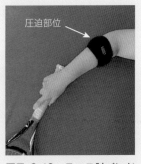

図Ⅲ-2-19　テニス肘バンド

(2) 肘部の軟部組織損傷

5) その他の肘部の疾患
①パンナー(Panner)病
ポイント● 特徴・症状・予後

予想問題 2-28 □□□

パンナー(Panner)病で正しいのはどれか.

1. 小学生低学年の男児に好発する.
2. 上腕骨内顆骨端核の骨端症である.
3. 上腕骨内側上顆部の骨端線離開との鑑別が必要である.
4. 保存療法では治癒が見込めない.

1. 小学生低学年(5〜10歳)の男児に好発する.
2. 上腕骨小頭(上腕骨外顆骨端核)の骨端症である.
3. 好発年齢および発症部位より離断性骨軟骨炎との鑑別が必要である.
4. 保存療法により予後は良好である.

【解答】1

②前腕コンパートメント症候群
ポイント● 特徴・症状・徒手検査法

予想問題 2-29 □□□

前腕コンパートメント症候群で誤っているのはどれか.

1. 前腕屈筋群のコンパートメントの内圧上昇が原因となる.
2. 急性型では5P徴候に注意が必要である.
3. 慢性型では運動により症状が増強する.
4. 他動的に手関節を掌屈すると疼痛が出現する.

1. 前腕屈筋群のコンパートメントの内圧が上昇し,筋・神経組織に機能障害をきたした病態をいう.
2. 数時間〜48時間以内に発症する急性型では,5P徴候(疼痛,蒼白,脈拍減弱,運動麻痺,感覚異常)に注意が必要である.
3. 運動によって症状が現れ,安静時には軽減または消失するのが慢性型の特徴である.
4. 手関節を他動的に背屈させることで前腕屈筋群に疼痛が出現するかどうかを確認する他動的筋伸張テスト(passive muscle stretching test)が有用である.

【解答】4

③肘関節後外側回旋不安定症
(posterolateral rotatory instability;PLRI)
ポイント● 特徴・症状・徒手検査法

予想問題 2-30 □□□

肘関節後外側回旋不安定症で誤っているのはどれか.

1. 肘関節の外側側副靱帯複合体の損傷が原因となる.
2. 肘関節後方脱臼の既往歴は重要な要因である.
3. 肘関節の外反不安定性がみられる.
4. 徒手検査法としてlateral pivot shift testがある.

1. 外側側副靱帯複合体(橈側側副靱帯,外側尺側側副靱帯,橈骨輪状靱帯など)の損傷により,肘関節の後外側回旋方向への不安定性のある病態をいう.
2. 肘関節軽度屈曲位で後方に手を衝いて転倒した際に,肘関節の外側側副靱帯複合体が断裂し肘関節後方脱臼の発生とともに生じる.
3. 外側側副靱帯複合体損傷では肘関節に内反不安定性がみられる.
4. 肩関節外旋位で上肢を挙上し,前腕最大回外位で肘関節を外反させながら軸圧を加える後外側回旋不安定性テスト(lateral pivot shift test)が陽性となる.

【解答】3

重要ポイント

（2）肘部の軟部組織損傷

5）その他の肘部の疾患

①パンナー（Panner）病

> 5〜10歳の男児．上腕骨小頭の骨端症．

特徴・症状・予後
- 5〜10歳の男児に発症する上腕骨小頭（上腕骨外顆骨端核）の骨端症である（図Ⅲ-2-20）．
- 肘関節の運動（とくに伸展）が制限される．
- 離断性骨軟骨炎との鑑別が必要である．
- 保存療法を行うことで，予後は良好である．

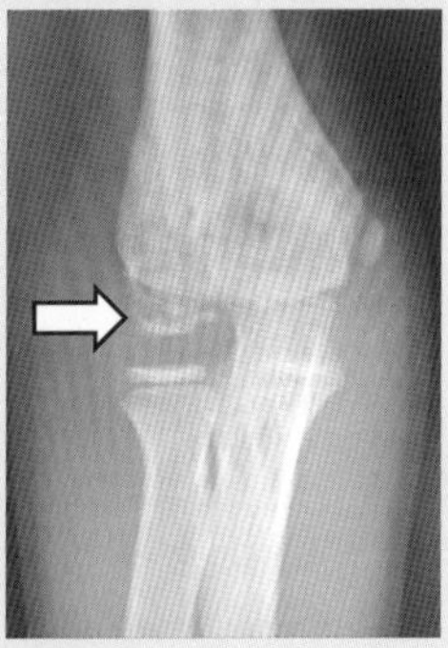

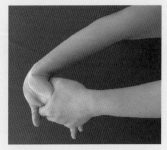

図Ⅲ-2-20
パンナー病のX線像

②前腕コンパートメント症候群

> フォルクマン阻血性拘縮．急性型（5P徴候）．他動的筋伸張テスト．

特徴・発生機序・症状
- 前腕屈筋群のコンパートメントの内圧が上昇し，筋・神経組織に機能障害をきたした病態をいう．
- 不可逆性の筋壊死に至ったものをフォルクマン（Volkmann）阻血性拘縮という．
- 急性型は骨折，打撲（圧挫症候群），筋損傷，動脈損傷，包帯やギプスの緊縛などにより発生する．
  - 数時間〜48時間以内に発症する．
  - 5P徴候（疼痛，蒼白，脈拍減弱，運動麻痺，感覚異常）に注意する．
  - 正中神経や尺骨神経が障害される．
- 慢性型はオーバーユースによる筋量の増加と筋膜の肥厚により発生する．
  - 運動によって症状が現れ，安静時には軽減または消失する．

徒手検査法
- 他動的筋伸張テスト（passive muscle stretching test）（図Ⅲ-2-21）
  - 手技：手関節を他動的に背屈させる．
  - 陽性：前腕屈筋群に疼痛が出現する．
    →前腕屈筋群のコンパートメント症候群

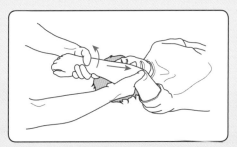

図Ⅲ-2-21
徒手検査法（他動的筋伸張テスト）

③肘関節後外側回旋不安定症（posterolateral rotatory instability；PLRI）

> 外側側副靱帯複合体．肘関節後方脱臼．後外側回旋不安定性テスト（lateral pivot shift test）．

特徴・発生機序
- 外側側副靱帯複合体（橈側側副靱帯，外側尺側側副靱帯，橈骨輪状靱帯など）の損傷により，肘関節の後外側回旋方向への不安定性のある病態をいう．
- 肘関節軽度屈曲位で後方に手を衝いて転倒した際に，肘関節の外側側副靱帯複合体が断裂し肘関節後方脱臼の発生とともに生じる（肘関節後方脱臼の既往歴）．

徒手検査法
- 後外側回旋不安定性テスト（lateral pivot shift test）／PLRI test（図Ⅲ-2-22）
  - 手技：患者は背臥位，肩関節外旋位で上肢を挙上し，前腕最大回外位で肘関節を外反させながら軸圧を加える．
  - 陽性：橈骨頭が後外側へ亜脱臼する．
    →肘関節後外側回旋不安定症

図Ⅲ-2-22 徒手検査法（後外側回旋不安定性テスト）検者の力の向き：→

(3) 手部・手指部の軟部組織損傷

1) 三角線維軟骨複合体（TFCC）損傷

ポイント● 特徴・発生機序

予想問題 2-31　□□□

三角線維軟骨複合体（TFCC）損傷で誤っているのはどれか．

1. 三角線維軟骨複合体とは手関節尺側にある関節円板およびその周囲の支持機構をいう．
2. 手関節の橈屈および前腕の回旋強制により発生する．
3. 加齢による退行性変性が起因となる場合がある．
4. 橈骨遠位端部骨折後の合併症として発症することがある．

1. 三角線維軟骨複合体（TFCC）とは，手関節尺側にある関節円板（三角線維軟骨（TFC））および掌・背側橈尺靱帯，尺側側副靱帯などの支持機構をいう．
2. 手関節の尺屈および前腕の回旋を強制する外力によって発生する．
3. 加齢による退行性変性があると軽微な外力でも発生する．
4. 橈骨遠位端部骨折の合併症として尺骨突き上げ症候群を引き起こすと本症を発症することがある．

【解答】2

ポイント● 症　状

予想問題 2-32　□□□

三角線維軟骨複合体（TFCC）損傷の症状で誤っているのはどれか．

1. 手関節の尺側に疼痛および圧痛がみられる．
2. 前腕の回旋運動により運動痛やクリック音を認める．
3. 発赤や腫脹は著明である．
4. 握力の低下を認めることがある．

1. 疼痛および圧痛は手関節尺側に認める．
2. 前腕の回旋運動に伴い運動痛およびクリック音を認める．
3. 発赤や腫脹は比較的軽度である．
4. 慢性化した例では，手関節の運動制限とともに握力の低下を認めることがある．

【解答】3

ポイント● 徒手検査法

予想問題 2-33　□□□

三角線維軟骨複合体（TFCC）ストレステストで誤っているのはどれか．

1. 被検者の前腕回内位で手関節を尺屈しながら軸圧を加える．
2. 被検者の手関節を尺屈しながら前腕に回旋を加える．
3. 手関節尺側への不安定性を認めた場合を陽性とする．
4. 尺骨頭ストレステストとも呼ばれる．

TFCCストレステストは尺骨頭ストレステストとも呼ばれ，以下の手技で行う．
- 手技1：被検者の前腕回内位（または回外位）で手関節を尺屈しながら軸圧を加える．
- 手技2：被検者の手関節を尺屈しながら前腕に回旋を加える．
- 手関節尺側に疼痛またはクリック音を認めた場合を陽性とする．

【解答】3

重要ポイント

（3）手部・手指部の軟部組織損傷

1）三角線維軟骨複合体（TFCC）損傷

特　徴

> 関節円板．

- 三角線維軟骨複合体（TFCC）とは，手関節尺側にある関節円板および掌・背側橈尺靱帯，尺側側副靱帯などの支持機構をいう（図Ⅲ-2-23）．

発生機序

> 手関節の尺屈および前腕の回内（回外）強制．退行性変性．
> 尺骨突き上げ症候群．

- 手関節の尺屈，前腕の回内（または回外）を強制する外力によって発生する．
- スポーツなどで上記の運動を繰り返すことでも生じる．
- 加齢による退行性変性があると軽微な外力でも発生する．
- 橈骨遠位端部骨折，尺骨茎状突起骨折，尺骨突き上げ症候群などに合併することもある．

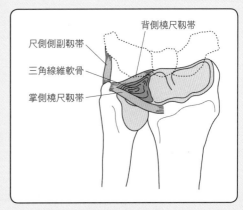

図Ⅲ-2-23　三角線維軟骨複合体

症　状

> 手関節尺側の圧痛．前腕回旋時の運動痛．握力の低下．

- 疼痛および圧痛：手関節尺側に認める．
- 運動痛およびクリック音：前腕の回旋運動に伴い認める．
- 発赤や腫脹は軽度である．
- 筋力低下：握力の低下がみられる．
- 遠位橈尺関節脱臼を伴った場合は尺骨の不安定性を認めることがある．

徒手検査法

> 三角線維軟骨複合体（TFCC）ストレステスト（尺骨頭ストレステスト）．

- 三角線維軟骨複合体（TFCC）ストレステスト
  〔尺骨頭ストレステスト（Ulnocarpal stress test）〕
  （図Ⅲ-2-24）
  - 手技1：前腕回内位（または回外位）で手関節を尺屈し軸圧を加える．
  - 手技2：手関節を尺屈しながら前腕の回内・回外を加える．
  - 陽性：手関節尺側に疼痛またはクリック音を認める．
    →三角線維軟骨複合体（TFCC）損傷

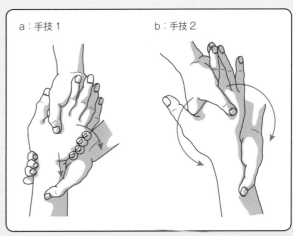

図Ⅲ-2-24　徒手検査法（三角線維軟骨複合体ストレステスト）
検者の力の向き：→

（3）手部・手指部の軟部組織損傷

2）母指MP関節尺側側副靱帯損傷

ポイント● 特徴・発生機序

予想問題 2-34 □□□

母指MP関節の側副靱帯損傷で誤っているのはどれか．

1. 尺側側副靱帯に発生することが多い．
2. スキーの転倒時に発生することが多いため，スキーヤー母指（skier's thumb）とも呼ばれる．
3. 球技ではボールのキャッチングミスにより発生する．
4. 側副靱帯の牽引により中手骨頭部で裂離骨折を呈することがある．

1，2．母指MP関節の側副靱帯損傷は尺側側副靱帯に発生することが多く，スキーの転倒時に多発するためスキーヤー母指とも呼ばれる．
3．球技ではキャッチングの際にボールを取り損なって受傷することがある．
4．側副靱帯の牽引により基節骨基部で裂離骨折を呈する場合もある．

【解答】4

ポイント● 症　状

予想問題 2-35 □□□

母指MP関節尺側側副靱帯損傷の症状で誤っているのはどれか．

1. 損傷部の圧痛や腫脹は著明である．
2. 母指と示指によるピンチ力は低下する．
3. 母指MP関節に内反不安定性を認めることがある．
4. 断裂した靱帯が母指内転筋腱により反転したものをステナー（Stener）損傷という．

1．疼痛および腫脹は損傷部に著明に認める．
2．母指と示指によるつまみ動作（ピンチ動作）が困難となる．
3．尺側側副靱帯損傷により母指MP関節の橈側への外反不安定性を認める．
4．ステナー損傷とは断裂した側副靱帯が母指内転筋腱膜により反転した病態をいい，観血療法の適応となる．

【解答】3

ポイント● 徒手検査法

予想問題 2-36 □□□

右の図の徒手検査法で正しいのはどれか．

1. 被検者の母指MP関節は伸展位とするほうがよい．
2. 検者は被検者の母指MP関節に内反ストレスを加える．
3. 疼痛および不安定性を認めた場合を陽性とする．
4. 陽性時には母指MP関節尺側側副靱帯の損傷を疑う．

　図の徒手検査法は母指MP関節尺側側副靱帯損傷に対する外反ストレステストで，以下の手技で行う．
●被検者の母指MP関節を屈曲位とし外反ストレスを加える．
●母指MP関節尺側に疼痛および不安定性を認めた場合を陽性とする．
　MP関節の側副靱帯は伸展位では弛緩し屈曲位では緊張するため，外反ストレスを充分に加えるためには屈曲位で行うほうがよい．

【解答】3

(3) 手部・手指部の軟部組織損傷

2) 母指MP関節尺側側副靱帯損傷

> スキーヤー母指．ステナー損傷．

特徴

- スキーの転倒時に発生することが多いため，スキーヤー母指（skier's thumb）とも呼ばれる．
- 側副靱帯に牽引され，基節骨基部で裂離骨折を呈する場合もある．
- 断裂した側副靱帯が母指内転筋腱膜により反転したものをステナー（Stener）損傷という（母指以外での手指の側副靱帯損傷はPIP関節の橈側に多く発生する．図Ⅲ-2-25）．

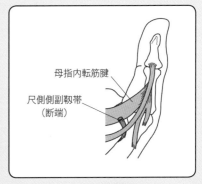

図Ⅲ-2-25 ステナー損傷

発生機序

> 外転強制（ストックを持ったままの転倒，ボールのキャッチングミス）．ピンチ動作の困難．

- スキーでストックを持ったまま転倒し，母指が外転強制されて受傷する．
- 球技ではキャッチングの際にボールを取り損なって受傷する．

症状

> ピンチ動作の困難．外反不安定性．

- 疼痛および腫脹：損傷部に認める．
- 運動制限：母指と示指によるつまみ動作（ピンチ動作）が困難となる．
- 母指MP関節の外反不安定性を認める．

徒手検査法

> 外反ストレステスト．

- 外反ストレステスト（abduction stress test）（図Ⅲ-2-26）
  ・手技：母指MP関節屈曲位で外反ストレスを加える．
  ・陽性：疼痛および不安定性を認める．
    →母指MP関節尺側側副靱帯損傷

治療法

- 完全断裂やステナー損傷の場合は観血療法の適応となる．

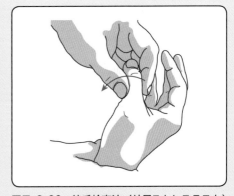

図Ⅲ-2-26 徒手検査法（外反ストレステスト）
検者の力の向き：→

（3）手部・手指部の軟部組織損傷

3）狭窄性腱鞘炎

①ド・ケルバン（de Quervain）病

ポイント● 特徴・症状・固定法

予想問題 2-37 □□□

ド・ケルバン（de Quervain）病で誤っているのはどれか．

1. 母指基部〜手関節橈側にかけて腫脹を認める．
2. 母指の運動時痛が著明である．
3. 橈屈を制限する副子固定を行う．
4. 第1区画内に隔壁が存在する例では難治となる．

1. 疼痛および腫脹は母指基部〜手関節橈側に認める．
2. 3. 母指の屈曲（内転）運動や手関節の尺屈運動時に運動痛を認める．そのため，急性期はそれらの運動痛を抑制することを目的とした副子固定を行う．
4. ド・ケルバン病とは背側手根区画の第1区画を通過する短母指伸筋腱と長母指外転筋腱が橈骨茎状突起部で狭窄性腱鞘炎を発症した病態をいうが，第1区画内に隔壁が存在する例（解剖学的個体差で破格という）では難治となる．

【解答】3

ポイント● 徒手検査法

予想問題 2-38 □□□

右の図の徒手検査法で誤っているのはどれか．

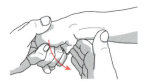

1. 被検者は母指を外転位で握りこぶしをつくる．
2. 検者は他動的に手関節を尺屈する．
3. 橈骨茎状突起部に疼痛が出現した場合を陽性とする．
4. 陽性時にはド・ケルバン（de Quervain）病を疑う．

図の徒手検査法はフィンケルスタインテストと呼ばれ，以下の手技で行う．
● 検者は母指を内転位で握りこぶしをつくり，検者は他動的に手関節を尺屈する．
● 橈骨茎状突起部に疼痛が出現した場合を陽性とし，ド・ケルバン病を疑うことができる．

【解答】1

②ばね指

ポイント● 発生機序

予想問題 2-39 □□□

ばね指の発生機序で誤っているのはどれか．

1. 手指の使い過ぎによる機械的刺激の反復が原因となる．
2. 出産前後や閉経期の女性に多いことから，ホルモンバランスの乱れも要因の一つと考えられる．
3. 糖尿病による腎透析患者では多発性ばね指を呈する．
4. 小児の強剛母指は外傷を起因として発症する．

1. 日常生活での手指の使いすぎによる機械的刺激の反復が手指屈筋腱の靱帯性腱鞘に狭窄性腱鞘炎を引き起こし発症する．
2. 出産前後や閉経期の女性の利き手（とくに母指）に好発することから，ホルモンバランスの乱れも発症の要因として指摘されている．
3. 糖尿病や膠原病患者では両側性や複数の指に発症する多発性ばね指を呈しやすい．
4. 小児で先天的に腱の滑動性が強く制限され，母指IP関節の屈伸運動が不能となったものを強剛母指という．

【解答】4

重要ポイント

（3）手部・手指部の軟部組織損傷

3）狭窄性腱鞘炎

①ド・ケルバン（de Quervain）病

> 短母指伸筋腱と長母指外転筋腱．中高年や出産後の女性．フィンケルスタインテスト．

特　徴
- 背側手根区画の第1区画を通過する短母指伸筋腱と長母指外転筋腱が橈骨茎状突起部で狭窄性腱鞘炎を発症したものをいう．
- 中高年や出産後の女性に好発する．
- 第1区画内における解剖学的破格（隔壁）の存在は難治の原因となる．

発生機序
- スポーツや家事などによる母指の使い過ぎにより発症する．
- その他の原因として，糖尿病，関節リウマチ，ホルモンバランスの乱れなども関係するとされる．

症　状
- 疼痛および腫脹：母指基部〜手関節橈側に認める．
- 運動痛：母指の屈曲および内転運動や手関節の尺屈運動時に認める．

徒手検査法
- フィンケルスタインテスト（Finkelstein test）（図Ⅲ-2-27）
  - ・手技：母指内転位で握りこぶしをつくり，手関節を尺屈する．
  - ・陽性：橈骨茎状突起部に疼痛が出現する．
    → ド・ケルバン病

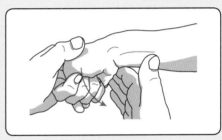

図Ⅲ-2-27　徒手検査法（フィンケルスタイルテスト）検者の力の向き：→

固定法
- 母指の屈曲（内転）および手関節の尺屈を制限することを目的とした副子固定を行う．

②ばね指／弾発指（snapping finger）

> 母指．出産前後や閉経期の女性．強剛母指．MP関節掌側の結節．

特　徴
- 機械的刺激の反復により手指屈筋腱の靱帯性腱鞘に狭窄性腱鞘炎が起こり，さらに腱が肥大・硬化することで発症する（図Ⅲ-2-28）．
- 出産前後や閉経期の女性の利き手（とくに母指）に好発する．
- 小児で先天的に腱の滑動性が強く制限され，母指IP関節の屈伸運動が不能となったものを強剛母指という．

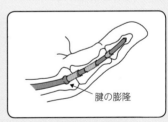

図Ⅲ-2-28　ばね指（母指）

発生機序
- 日常生活での手指の使いすぎが発症の原因となる．
- その他，人工透析，関節リウマチ，手根管症候群と併発することもある．

症　状
- 手指のこわばり：早朝に症状が強い．
- 弾発現象：弾発時に疼痛を訴える．
- MP関節掌側に小さな結節が触知でき，同部に圧痛を認める．
- 症状が進行するとIP関節が屈曲位または伸展位で固定され，自動運動が不能となる．

（3）手部・手指部の軟部組織損傷

4）手関節および手指部に変形を及ぼすその他の疾患

①マーデルング（Madelung）変形

ポイント● 特徴・症状

予想問題 2-40 □□□

マーデルング（Madelung）変形で誤っているのはどれか．

1. 橈骨遠位骨端線掌尺側部での成長障害が原因である．
2. 青壮年の男性に多い．
3. 両側性の場合が多い．
4. 橈骨手根関節面が掌尺側に偏位するため，外観上は銃剣状変形を呈する．

1. 橈骨遠位骨端線掌尺側部の形成不全により生じた手関節の変形をいう．
2. 3. 学童期から思春期の女性に好発し，両側性のことが多い．
4. 橈骨遠位部は掌屈し，橈骨手根関節面は掌尺側に偏位した変形（銃剣状変形）を呈し，尺骨は背側に脱臼する．

【解答】2

②ロッキングフィンガー

ポイント● 特徴・症状

予想問題 2-41 □□□

母指のロッキングフィンガーで誤っているのはどれか．

1. MP関節に多く，過伸展強制により発生する．
2. 掌側板や側副靱帯などの断裂部に中手骨頭が引っかかりロッキングを起こす．
3. MP関節は過伸展位となり屈曲が不能となる．
4. IP関節も伸展位を呈する．

母指ではMP関節の過伸展強制により，掌側板，側副靱帯，副靱帯などが破綻しその断裂部が第1中手骨頭に引っかかって過伸展位でロッキングする．そのため，MP関節は屈曲不能となり，IP関節は屈曲位を呈する．

【解答】4

予想問題 2-42 □□□

示指のロッキングフィンガーで誤っているのはどれか．

1. MP関節に多く，屈曲位の持続により発生する．
2. 側副靱帯が中手骨頭の隆起部や骨棘に引っかかりロッキングを起こす．
3. MP関節は軽度屈曲位となる．
4. MP関節の屈曲は不能となるが，伸展は可能である．

示指ではMP関節屈曲位の持続により，側副靱帯が中手骨頭の隆起部または骨棘に引っかかって軽度屈曲位でロッキングする．そのため，MP関節は伸展不能となるが，軽度屈曲位からさらに屈曲することは可能である．

【解答】4

（3）手部・手指部の軟部組織損傷

4）手関節および手指部に変形を及ぼすその他の疾患

①マーデルング（Madelung）変形

> 橈骨遠位骨端線掌尺側部の形成不全．学童期から思春期の女性．銃剣状変形．

特徴・症状
- 橈骨遠位骨端線掌尺側部の形成不全により生じた手関節の変形をいう．
- 学童期から思春期の女性に好発し，両側性のことが多い．
- 手関節に疼痛を訴え，手関節の背屈および前腕の回内・回外に可動域制限がみられる．
- 橈骨遠位部は掌屈し，橈骨手根関節面は掌尺側に偏位した変形（銃剣状変形）を呈し，尺骨は背側に脱臼する（図Ⅲ-2-29）．

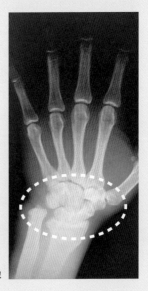

図Ⅲ-2-29　マーデルング変形のX線像

②ロッキングフィンガー

> 母指や示指のMP関節．母指のロッキング（過伸展強制，MP関節過伸展位，MP関節の屈曲不能，IP関節屈曲位）．示指のロッキング（屈曲位の持続，MP関節軽度屈曲位，MP関節の伸展不能・屈曲可能）．

特徴・症状
- 母指や示指のMP関節に多く発生する．
- 母指のロッキング
  ・MP関節の過伸展強制により，掌側板，側副靭帯，副靭帯などが破綻しその断裂部が第1中手骨頭に引っかかって過伸展位でロッキングする（図Ⅲ-2-30）．
  →MP関節は屈曲不能となり，IP関節は屈曲位を呈する．
- 示指のロッキング
  ・MP関節屈曲位の持続により，側副靭帯が中手骨頭の隆起部または骨棘に引っかかって軽度屈曲位でロッキングする（図Ⅲ-2-31）．
  →MP関節は伸展不能となるが，軽度屈曲位からさらに屈曲することは可能である．

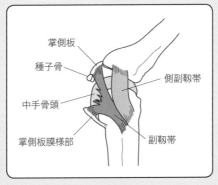

図Ⅲ-2-30　母指MP関節ロッキング

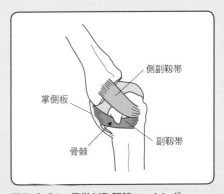

図Ⅲ-2-31　示指MP関節ロッキング

(3) 手部・手指部の軟部組織損傷

③デュピュイトラン（Dupuytren）拘縮
ポイント● 特徴・症状

予想問題 2-43 □□□

デュピュイトラン（Dupuytren）拘縮で誤っているのはどれか．

1. 病態は手指屈筋腱の狭窄性腱鞘炎である．
2. 中高年の男性に多い．
3. 環指に好発し，次いで小指に多い．
4. 屈曲拘縮は MP 関節から生じ，PIP 関節へと進行する．

1. 手掌腱膜の瘢痕性拘縮による手指の進行性屈曲拘縮の病態をいう．
2. 中高年の男性に好発し，両側性および術後に再発する傾向がある．
3. 環指に好発し，ついで小指，中指に多い．
4. 初めに MP 関節に屈曲拘縮が生じ，その後 PIP 関節へと進行する．

【解答】1

④ヘバーデン（Heberden）結節
ポイント● 特徴・症状

予想問題 2-44 □□□

ヘバーデン（Heberden）結節で誤っているのはどれか．

1. 手指の DIP 関節に生じた関節リウマチのことをいう．
2. 更年期の女性に多い．
3. 初期は疼痛，腫脹，発赤などの炎症症状がみられる．
4. 病態が進行すると DIP 関節背側に結節や骨性隆起を形成する．

1. DIP 関節に生じた変形性関節症である（関節リウマチによる病態ではない）．
2. 更年期の女性に多く，加齢に伴って発生頻度は高くなる．
3. 初期には DIP 関節に疼痛，腫脹，発赤，熱感といった炎症症状がみられる．
4. 病態が進行すると DIP 関節背側部に結節，骨性隆起を形成し，屈曲変形や側方偏位を呈する．

【解答】1

⑤スワンネック（swan-neck）変形
ポイント● 発生機序

予想問題 2-45 □□□

右の図が示す手指の変形の原因として誤っているのはどれか．

1. 関節リウマチ
2. PIP 関節の掌側脱臼
3. PIP 関節掌側板の損傷
4. マレットフィンガーの陳旧例

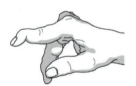

図が示す手指の変形はスワンネック（swan-neck）変形と呼ばれ，以下の原因により発症する．
- 関節リウマチの合併症
- PIP 関節の背側脱臼に伴う掌側板の損傷や浅指屈筋腱の断裂
- 虫様筋や骨間筋の拘縮

以上は PIP 関節が過伸展位となる原因で，その影響により DIP 関節が屈曲位を呈するものである．
- マレットフィンガーの陳旧例：この例ではまず DIP 関節が屈曲位を呈し，その後に指伸筋の拘縮（短縮）に伴い PIP 関節が過伸展位をとる．

【解答】2

(3) 手部・手指部の軟部組織損傷

4) 手関節および手指部に変形を及ぼすその他の疾患

③デュピュイトラン (Dupuytren) 拘縮

> 環指および小指の屈曲拘縮．MP 関節から PIP 関節へと進行，中高年の男性．

特徴・症状

- 手掌腱膜の瘢痕性拘縮による手指の進行性屈曲拘縮の病態をいう（図Ⅲ-2-32）．
- 中高年の男性に好発し，両側性および術後に再発する傾向がある．
- 糖尿病，てんかん，過度な喫煙，肝疾患などとの関連が指摘されている
- 環指に好発し，ついで小指，中指に多い．
- 無痛の場合が多いが，肥厚した腱膜に沿って疼痛を認めることもある．
- 初めに MP 関節に屈曲拘縮が生じ，さらに PIP 関節へと進行する．

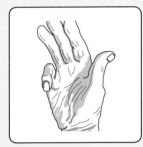

図Ⅲ-2-32
デュピュイトラン拘縮の外観

④ヘバーデン (Heberden) 結節

> DIP 関節の変形性関節症．更年期の女性．背側部の結節．屈曲変形．側方偏位．

特徴・症状

- DIP 関節に生じた変形性関節症である．
- 更年期の女性に多く，加齢に伴って発生頻度は高くなる．
- 複数の指に発症する多発性，両側性が多い．
- 初期には DIP 関節に疼痛，腫脹，発赤，熱感といった炎症症状がみられる．
- 病態が進行すると DIP 関節背側部に結節，骨性隆起を形成し，屈曲変形や側方偏位を呈する（図Ⅲ-2-33）．

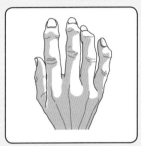

図Ⅲ-2-33
ヘバーデン結節の外観

⑤ボタン穴 (button-hole) 変形

> PIP 関節屈曲位．DIP 関節過伸展位．PIP 関節の掌側脱臼．正中索の断裂．

特徴・発生機序・固定法

- PIP 関節屈曲位，DIP 関節過伸展位を呈した手指の変形をいう（図Ⅲ-2-34）．
- 発生初期は PIP 関節の伸展障害のみであるが，徐々に側索が掌側に偏位するため，結果，PIP 関節屈曲，DIP 関節過伸展の変形となる．
- 関節リウマチの合併症として発症するものが多い．
- 外傷性としては，PIP 関節の掌側脱臼（正中索の断裂）により発生する．
- 外傷性の場合は，PIP 関節伸展位で 4〜8 週間固定する．

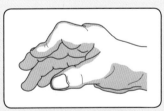

図Ⅲ-2-34　ボタン穴変形の外観

⑥スワンネック (swan-neck) 変形

> MP 関節屈曲位．PIP 関節過伸展位．DIP 関節屈曲位．PIP 関節の背側脱臼．掌側板の損傷．浅指屈筋腱の断裂．虫様筋や骨間筋の拘縮．マレットフィンガーの陳旧例．

特徴・発生機序・固定法

- MP 関節屈曲位，PIP 関節過伸展位，DIP 関節屈曲位を呈した手指の変形をいう（図Ⅲ-2-35）．
- 関節リウマチの合併症として発症するものが多い．
- 外傷性としては，PIP 関節の背側脱臼（掌側板の損傷，浅指屈筋腱の断裂）により発生する．
- 虫様筋や骨間筋の拘縮，マレットフィンガーの陳旧例でもみられる．
- PIP 関節の過伸展を防止する装具により固定を行う．

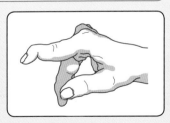

図Ⅲ-2-35
スワンネック変形の外観

（4）上肢の末梢神経絞扼障害

1）肩部の末梢神経絞扼障害
①肩甲上神経絞扼障害
ポイント● 特徴・発生機序・症状

予想問題 2-46 □□□

肩甲上神経絞扼障害で誤っているのはどれか．

1. 肩甲切痕部での絞扼では棘上筋，棘窩切痕部での絞扼では棘下筋に障害がみられる．
2. 上肢の挙上運動を繰り返すスポーツ選手に好発する．
3. 肩甲骨背部に運動痛を訴える．
4. 肩関節の外転または外旋筋力に低下がみられる．

1. 肩甲上神経が肩甲切痕を通過する際に絞扼される場合は棘上筋と棘下筋の両方が障害されるが，棘窩切痕で絞扼される場合は棘下筋のみが障害される．
2. 上肢の挙上運動（投球やスパイク動作など）で繰り返される肩甲骨の運動（外転・下制・下方回旋）によって肩甲上神経が牽引または摩擦の外力を受けて発生する．
3. 運動痛および夜間痛は肩甲骨背部に認める．
4. 棘上筋や棘下筋の萎縮により肩関節外転・外旋力が低下する．

【解答】1

②腋窩神経絞扼障害
ポイント● 発生機序

予想問題 2-47 □□□

ベネット（Bennett）病変の好発部位はどれか．

1. 肩甲骨肩峰後下面
2. 肩甲骨関節窩後下方
3. 肩甲骨関節窩前上方
4. 上腕骨大結節前外側

ベネット病変とは上腕三頭筋長頭の起始部である肩甲骨関節窩の後下方に骨棘が形成された病態をいい，腋窩神経絞扼障害の原因となることがある．

【解答】2

ポイント● 症　状

予想問題 2-48 □□□

腋窩神経絞扼障害で誤っているのはどれか．

1. 後方四角腔に圧痛を認める．
2. 知覚異常はみられない．
3. 三角筋が萎縮する．
4. 肩関節の外転力が低下する．

1. 後方四角腔（quadri-lateral space）を通過する腋窩神経が絞扼などによって障害を受けた病態をいい，同部位に圧痛および運動痛を認める．
2. 知覚障害は肩関節外側にみられる．
3．4．三角筋の萎縮により肩関節の外転力が低下する．

【解答】2

（4）上肢の末梢神経絞扼障害

1）肩部の末梢神経絞扼障害

①肩甲上神経絞扼障害

> 肩甲切痕．棘上筋や棘下筋の萎縮．肩関節外転・外旋力の低下．

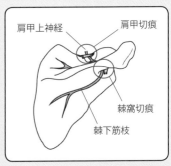

図Ⅲ-2-36 肩甲上神経の絞扼部位

特　徴
- 肩甲上神経が肩甲切痕を通過する際に上肩甲横靱帯に絞扼される場合と棘下筋枝が棘窩切痕で下肩甲横靱帯によって絞扼される場合がある（図Ⅲ-2-36）．

発生機序
- 投球やスパイク動作などで繰り返される肩甲骨の運動（外転・下制・下方回旋）によって肩甲上神経が牽引または摩擦の外力を受けて発生する．

症　状
- 運動痛および夜間痛：肩甲骨背部に認める．
- 筋萎縮および筋力低下：棘上筋や棘下筋の萎縮により肩関節外転・外旋力が低下する．

②腋窩神経絞扼障害

> 後方四角腔．ベネット病変．肩関節外側の知覚障害．三角筋の萎縮．肩関節外転力の低下．

特　徴
- 後方四角腔（quadri-lateral space）を通過する腋窩神経が打撲や絞扼などによって障害を受けた病態をいう（図Ⅲ-2-37）．
- 野球やボート競技などの選手に好発する．

発生機序
- 肩関節の外転・外旋運動を繰り返すことで発生する．
- ベネット（Bennett）病変（肩関節の関節窩後下方に骨棘が形成された病態）に合併することがある（図Ⅲ-2-38）．

症　状
- 圧痛および運動痛：肩後方（後方四角腔部）に認める．
- 知覚障害：肩関節外側にみられる．
- 筋萎縮および筋力低下：三角筋の萎縮により肩関節外転力が低下する．

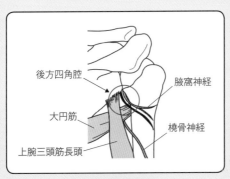

図Ⅲ-2-37　後方四角腔の構造

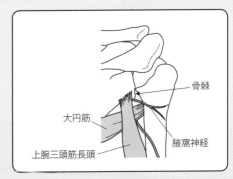

図Ⅲ-2-38　ベネット病変

（4）上肢の末梢神経絞扼障害

2）肘部の末梢神経絞扼障害

①後骨間神経麻痺

ポイント● 絞扼部位・症状

予想問題 2-49 □□□

後骨間神経麻痺で誤っているのはどれか．

1. 回外筋の近位腱性アーチ〔フローゼ（Frohse）のアーケード〕での絞扼が原因となる．
2. 手関節の背屈が不能となる．
3. 手指の伸展が不能となる．
4. 知覚異常は認められない．

1. 橈骨神経から分枝した深枝（運動枝）である後骨間神経が，回外筋の近位腱性アーチ〔フローゼのアーケード〕を通過する際に絞扼され発症する末梢神経障害である．
2. 3. 母指の伸展と外転，ほかの手指の伸展は不能となるが，手関節については長橈側手根伸筋が麻痺を免れるため背屈は可能である（下垂指変形を呈する）．
4. 後骨間神経は運動枝であるため，知覚障害は認められない．

【解答】2

②前骨間神経麻痺

ポイント● 発生機序・症状

予想問題 2-50 □□□

前骨間神経麻痺で誤っているのはどれか．

1. 浅指屈筋起始部腱性アーチでの絞扼が原因となる．
2. 母指と示指によるつまみ動作に不整がみられる．
3. 母指球部に知覚異常が出現する．
4. 涙のしずく徴候（tear drop sign）がみられる．

1. 正中神経から分枝した運動枝である前骨間神経が，円回内筋トンネルや浅指屈筋起始部腱性アーチを通過する際に絞扼され，発症する末梢神経障害である．
2. 4. 長母指屈筋と示指の深指屈筋の麻痺により母指IP関節と示指DIP関節の屈曲が障害され，つまみ動作が不整となる（perfect Oの不整／涙のしずく徴候）．
3. 前骨間神経は運動枝であるため，知覚障害は認められない．

【解答】3

③肘部管症候群

ポイント● 特徴・発生機序・症状・徒手検査法

予想問題 2-51 □□□

肘部管症候群で正しいのはどれか．

1. 正中神経の絞扼性神経障害である．
2. 内反肘変形が原因となる場合がある．
3. 下垂手変形がみられる．
4. 指交叉テスト（cross finger test）が陽性となる．

1. 上腕骨内側上顆後方の尺骨神経溝から肘部管〔尺側手根屈筋の二頭の間とオズボーンバンド（Osborne band）などからなる〕に至る部位での尺骨神経の絞扼障害である．
2. 上腕骨滑車形成不全や上腕骨外顆骨折後の外反肘変形によって発症することもある．
3. 下垂手変形は手関節背屈および手指伸展が不能となった変形で，橈骨神経麻痺により発症する．
4. 骨間筋に筋力低下がみられると示指の上に中指を乗せるように指を交叉させることができなくなる．これを指交叉テストといい，尺骨神経の障害を確認する徒手検査法の1つである．

【解答】4

重要ポイント

(4) 上肢の末梢神経絞扼障害

2) 肘部の末梢神経絞扼障害

①後骨間神経麻痺

> 橈骨神経の運動枝．回外筋の近位腱性アーチ（フローゼのアーケード）．下垂指変形．知覚障害はない．

特　徴
- 橈骨神経から分枝した深枝（運動枝）である後骨間神経の障害である．

絞扼部位
- 回外筋の近位腱性アーチ〔フローゼ（Frohse）のアーケード〕（図Ⅲ-2-39）
- その他：腕橈関節屈側部，短橈側手根伸筋近位部

発生機序
- 前腕の回旋動作の反復により発症する．
- ガングリオンや脂肪腫などによる圧迫も原因となる．
- モンテギア（Monteggia）脱臼骨折（伸展型）や橈骨頭前方脱臼に合併する．
- とくに誘因なく発症することもある．

症　状
- 下垂指変形：母指の伸展と外転，ほかの手指の伸展が不能となる．
- 知覚障害は認められない．

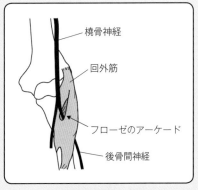

図Ⅲ-2-39　後骨間神経の絞扼部位

重要ポイント＋　下垂手変形（drop hand）と下垂指変形（drop finger）

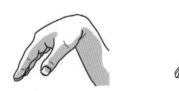
下垂手変形

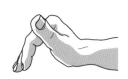
下垂指変形

- 下垂手変形（手関節背屈および手指伸展が不可）＝橈骨神経麻痺
- 下垂指変形（手関節背屈は可能，手指伸展が不可）＝後骨間神経麻痺

（4）上肢の末梢神経絞扼障害

②円回内筋症候群

> 正中神経．母指球部の知覚障害．前腕屈筋群の筋力低下．母指球筋の萎縮．

特　徴
- 正中神経の絞扼障害である．

絞扼部位（図Ⅲ-2-40）
- 上腕二頭筋線維腱膜部
- 円回内筋トンネル入口（円回内筋腱膜様組織）
- 浅指屈筋起始部の腱性アーチ

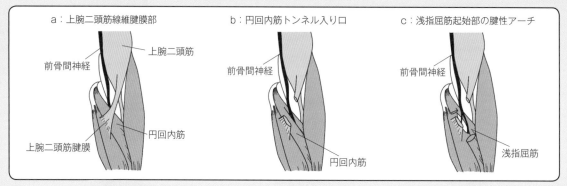

図Ⅲ-2-40　正中神経の絞扼部位

発生機序
- 肘の屈伸動作や前腕の回旋動作の反復により発症する．

症　状
- 前腕前面部に鈍痛やだるさを訴える．
- 圧痛：絞扼部位に認める．
- 母指球部の知覚障害：手部の正中神経領域にしびれ感を訴える．
- 筋萎縮および筋力低下
    - 前腕屈筋群の筋力が低下する．
    - 母指球筋の萎縮によりつまみ動作（ピンチ動作）が困難となる．

③前骨間神経麻痺

> 正中神経の運動枝．浅指屈筋起始部腱性アーチ．つまみ動作の不整（涙のしずく徴候）．知覚障害はない．

特徴・発生機序
- 正中神経から分枝した運動枝である前骨間神経の障害である．
- 円回内筋トンネルや浅指屈筋起始部腱性アーチで絞扼される．
- とくに誘因なく発症することもある．

症　状
- 涙のしずく徴候（tear drop sign）
    - 長母指屈筋と示指の深指屈筋の麻痺により母指IP関節と示指DIP関節の屈曲が障害され，つまみ動作が不整となる（perfect Oの不整）（図Ⅲ-2-41）．
- 知覚障害は認められない．

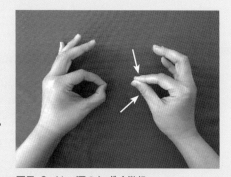

図Ⅲ-2-41　涙のしずく徴候

重要ポイント

（4）上肢の末梢神経絞扼障害

④肘部管症候群

> 尺骨神経．外反肘変形．骨間筋や虫様筋の萎縮．鷲手変形．フローマン徴候．指交叉テスト．肘屈曲テスト．チネル徴候．

特　徴
- 上腕骨内側上顆後方の尺骨神経溝から肘部管〔尺側手根屈筋の二頭の間とオズボーンバンド（Osborne band）などからなる〕に至る部位での尺骨神経の絞扼障害である（図Ⅲ-2-42）．

発生機序
- 骨棘やガングリオンなどの占拠性病変により尺骨神経が圧迫力を受けて発症する．
- 上腕骨滑車形成不全や上腕骨外顆骨折後の外反肘変形によっても発症する．

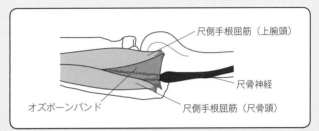

図Ⅲ-2-42　肘部管での尺骨神経の絞扼

症　状
- 前腕から手部に及ぶ尺骨神経領域に鈍痛やしびれ感を訴える．
- 運動制限：手指の巧緻運動の障害を認める（ボタンがかけにくい，箸が使いにくいなど）．
- 筋萎縮：骨間筋や虫様筋に認める．
- 鷲手（claw finger）または鈎爪手（claw hand）変形がみられる（図Ⅲ-2-43）．

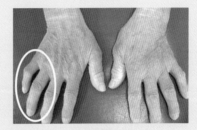

図Ⅲ-2-43　鷲手変形

徒手検査法（図Ⅲ-2-44）
- フローマン徴候（Froment sign）
  ・手技：両側の母指と示指の橈側面で紙を挟み，両側に引っ張る．
  ・陽性：長母指屈筋による母指内転筋の代償運動（母指IP関節を屈曲させる）がみられる．
- 指交叉テスト（cross finger test）
  ・手技：示指の上に中指を乗せるように指を交叉させる．
  ・陽性：指を交叉させることができない．
- 肘屈曲テスト（elbow flexion test）
  ・手技：肘を自動屈曲し，その肢位をしばらく持続する．
  ・陽性：30秒以内に尺骨神経領域のしびれ感や知覚鈍麻が出現する．
- チネル徴候（Tinel sign）
  ・手技：尺骨神経溝から肘部管に沿って尺骨神経を軽く叩打する．
  ・陽性：手部の尺骨神経領域において蟻走感を感じる．
  ・上記検査の陽性→肘部管症候群

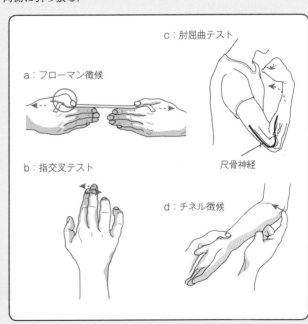

図Ⅲ-2-44　徒手検査法
検者の力の向き：――→　　被検者の力の向き：------→

(4) 上肢の末梢神経絞扼障害

3) 手部の末梢神経絞扼障害

①ギヨン（Guyon）管症候群（尺骨神経管症候群）

ポイント● 症状・徒手検査法

予想問題 2-52 □□□

ギヨン（Guyon）管症候群で誤っているのはどれか．

1. 深枝が障害されると母指内転筋に筋力低下がみられる．
2. 浅枝が障害されると環指から小指にかけてのしびれ感を訴える．
3. フローマン徴候（Froment sign）が陽性となる．
4. 知覚異常は小指の背側のみに認められる．

1. 2. 尺骨神経はギヨン管（尺骨神経管）内で浅枝（知覚枝）と深枝（運動枝）に分岐する．浅枝が障害されると環指尺側半～小指に疼痛およびしびれ感を訴える．一方，深枝が障害されると小指球筋，骨間筋，虫様筋，母指球筋の一部（母指内転筋など）に筋力低下を認める．
3. フローマン徴候とは両側の母指と示指の橈側面で紙を挟み両側に引っ張った際に，長母指屈筋による母指内転筋の代償運動（母指 IP 関節を屈曲させる）がみられることをいい，尺骨神経の障害が原因となる．
4. 知覚障害は小指の掌側のみで，背側には認められない．

【解答】4

②手根管症候群

ポイント● 特徴・発生機序

予想問題 2-53 □□□

手根管症候群で正しいのはどれか．

1. 中年以降の男性に好発する．
2. 糖尿病や膠原病との関係性は強いとされる．
3. 手作業の多い職種との関連性は否定されている．
4. 外傷が原因で発生することはない．

1. 手関節の手根管部で発生する正中神経の絞扼障害で，中年以降の女性に好発する．
2. 糖尿病や膠原病などの全身性疾患に続発して発症することがある．
3. 手作業が多い職種などで反復刺激によって生じる滑膜の線維性肥厚が原因となる場合もある．
4. 橈骨遠位端部骨折や月状骨脱臼などの外傷に続発して発症することがある．

【解答】2

ポイント● 症状・徒手検査法

予想問題 2-54 □□□

手根管症候群で誤っているのはどれか．

1. 手根管部に圧痛を認める．
2. 母指球部に知覚異常はみられない．
3. ファーレンテスト（Phalen test）が陽性となる．
4. 症状が進行すると鷲手変形がみられる．

1. 圧痛は手根管部に認める．
2. 母指掌側～環指橈側半に疼痛およびしびれ感を訴えるが，母指球部に知覚障害はみられない．
3. ファーレンテストとは手関節の掌屈をしばらく持続する検査法で，1 分以内に正中神経領域にしびれ感や知覚鈍麻が出現した場合に手根管症候群を疑う．
4. 症状が進行し母指球筋に萎縮を認めたものを猿手（ape hand）変形という．

【解答】4

重要ポイント

（4）上肢の末梢神経絞扼障害

3）手部の末梢神経絞扼障害

①ギヨン（Guyon）管症候群（尺骨神経管症候群）

> 尺骨神経．掌側の知覚障害．小指球筋および骨間筋や虫様筋の萎縮．鷲手変形．チネル徴候．

特　徴
- 手根部掌側にある尺骨神経管での尺骨神経の絞扼障害である．
- 尺骨神経はギヨン管内で浅枝（知覚枝）と深枝（運動枝）に分岐する（図Ⅲ-2-45）．

分　類
- Ⅰ型：浅枝と深枝の両方の障害
- Ⅱ型：深枝のみの障害
- Ⅲ型：浅枝のみの障害

発生機序
- 占拠性病変（ガングリオン，外傷後の血腫など）によって圧迫され発症する．
- 手作業が多い職業やサイクリストの長時間のハンドル把持なども要因となる．
- 有鈎骨鈎骨折や変形性関節症などによって発症することもある．

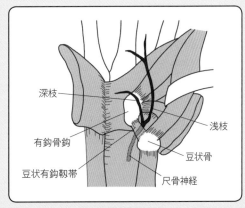

図Ⅲ-2-45　ギヨン管内の尺骨神経

症　状
- 環指尺側半〜小指に疼痛およびしびれ感を訴える（知覚障害は掌側のみで，背側には認められない）．
- 運動制限：手指の巧緻運動の障害を認める．
- 筋萎縮：小指球筋，骨間筋，虫様筋に認める．
- 鷲手（claw hand）変形：症状が進行し筋萎縮が出現するとみられる（Ⅱ型では運動障害，Ⅲ型では知覚障害を主に訴える）．

徒手検査法
- チネル徴候（Tinel sign）
  ・手技：尺骨神経管部で尺骨神経を叩打する．
  ・陽性：手部の尺骨神経領域において蟻走感を感じる．
        →肘部管症候群
- その他，フローマン徴候や指交叉テストが陽性となる．

重要ポイント

（4）上肢の末梢神経絞扼障害

3）手部の末梢神経絞扼障害
②手根管症候群

> 正中神経．中年以降の女性．非特異的炎症．人工透析．関節リウマチ．母指球部に知覚障害はない．夜間痛．手根管部の圧痛．母指球筋の萎縮．猿手変形．ファーレンテスト．チネル徴候．

特　徴
- 手関節の手根管部で発生する正中神経の絞扼障害である．
- 末梢神経の絞扼障害のなかで最も発生頻度が高い．
- 中年以降の女性に多い（男：女＝1：3）．
- 片側性で，右手の発生が多い（片側性：両側性＝3：1，右：左＝3：2）．

発生機序
- 特発性が最も多い（およそ3/4）．
- ばね指，ド・ケルバン病，上腕骨外側上顆炎，デュピュイトラン拘縮，肩関節周囲炎などに併発することがある（非特異的炎症と呼ばれる）．
- 橈骨遠位端部骨折や月状骨脱臼などの外傷に続発して発症することがある．
- 糖尿病（人工透析によるアミロイド沈着），膠原病（関節リウマチによる滑膜炎の波及）などの全身性疾患に続発することがある．
- 反復刺激によって生じる滑膜の線維性肥厚が原因となる職業性要因もある（手作業が多い職種）．
- 出産前後や閉経期の女性に多いことから，ホルモンバランスの乱れも要因の1つと考えられる．
- 占拠性病変（ガングリオンなど）も原因となる．

症　状
- 母指掌側〜環指橈側半に疼痛およびしびれ感を訴える（母指球部に知覚障害はみられない）．
- しびれ感を軽減させるために自ら手を振る動作がみられる（Flick sign）．
- 圧痛：手根管部に認める．
- 夜間痛：肩から手指にかけて訴える．
- 運動制限：母指の対立運動（つまみ動作）に障害を認める．
- 猿手（ape hand）変形：母指球筋に萎縮を認める（高齢者では運動障害よりも知覚障害のほうを強く訴えることが多い）．

徒手検査法（図Ⅲ-2-46）
- ファーレンテスト（Phalen test）
  - ・手技：手関節の掌屈をしばらく持続する．
  - ・陽性：1分以内に正中神経領域のしびれ感や知覚鈍麻が出現する．
- チネル徴候（Tinel sign）
  - ・手技：手根管部で正中神経を叩打する．
  - ・陽性：手部の正中神経領域において蟻走感を感じる．
  - ・上記検査の陽性→手根管症候群

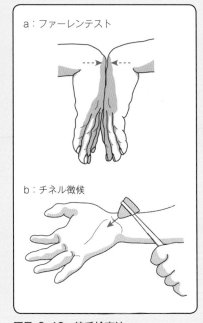

図Ⅲ-2-46　徒手検査法
検者の力の向き：──→
被検者の力の向き：┈┈→

重要ポイント

表Ⅲ-2-2 上肢の末梢神経絞扼障害の鑑別ポイント

		運動麻痺	知覚障害
肩部の神経	肩甲上神経	・肩関節外転または外旋力の低下(とくに棘下筋の萎縮による外旋力)	・肩甲骨背部に認める
	腋窩神経	・肩関節外転力の低下 (三角筋の萎縮による)	・肩外側部に認める
正中神経	円回内筋症候群	・前腕屈筋群の筋力低下 ・ピンチ力の低下 (母指球筋の萎縮=猿手)	・正中神経領域に認める (母指球部を含む)
	前骨間神経麻痺	・長母指屈筋と示指の深指屈筋の麻痺 〔涙のしずく徴候（tear drop sign）〕 ・perfect O の不整	・みられない
	手根管症候群	・ピンチ力の低下 (母指球筋の萎縮=猿手)	・正中神経領域に認める (母指球部を除く) ・夜間痛 ・ファーレンテスト
橈骨神経	橈骨神経麻痺	・前腕伸筋群の麻痺 (手関節，手指の伸展不能=下垂手)	・橈骨神経領域に認める
	後骨間神経麻痺	・前腕伸筋群の麻痺 (長橈側手根伸筋は免れるため，手関節の伸展は可能=下垂指)	・みられない
尺骨神経	肘部管症候群	・手指の巧緻運動の障害 (母指内転筋の筋力低下 =フローマンサイン) (MP 関節外転，内転力の低下 =指交叉テスト) (骨間筋や虫様筋の萎縮=鷲手)	・尺骨神経領域に認める (小指掌背側を含む)
	ギヨン管症候群		・尺骨神経領域に認める (小指背側を除く)

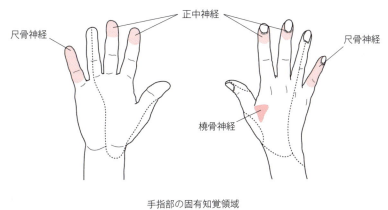

手指部の固有知覚領域

臨床実地問題（4）

ポイント● むちうち損傷の分類

予想問題 2-55

30歳女性．1週間前，自動車運転中，車に追突され負傷した．受傷直後より頸部に自発痛と運動時痛がみられたが，3日前よりめまい感や耳鳴りなどがみられたため来所した．上・下肢の深部腱反射は正常で知覚異常もみられない．最も考えられるのはどれか．

1. 頸椎捻挫型
2. 根症状型
3. 頸部交感神経症候群（バレ・リュー症状）型
4. 脊髄症状型

発生機序よりむちうち損傷と考える．むちうち損傷は，自動車運転中に追突された際に，頸部が過屈曲・過伸展されて受傷する．頸部交感神経症候群（バレ・リュー症状）型では，頸部交感神経の過緊張が起き，椎骨動脈の攣縮により，頭痛やめまい，耳鳴りなどの症状がみられる．頸椎捻挫型は，頸椎の側屈や捻転などの運動制限がみられる．根症状型では，障害髄節の知覚異常や深部腱反射の減弱などを認める．脊髄症状型は，障害髄節レベルでの深部腱反射では減弱するが，障害レベルよりも下の深部腱反射は亢進することが多い．また，脊髄症状型では，根症状型と比較し，上肢知覚異常の範囲がより広範囲な傾向がある．進行すると下肢の知覚異常を認めることもある．

【解答】3

ポイント● 腰椎椎間板ヘルニアの部位別症状

予想問題 2-56

25歳男性．宅配便の仕事に従事している．配達中に中腰の状態から重い荷物を挙上した瞬間，強い腰部および左下肢痛が出現した．外観は疼痛性側弯がみられる．体幹を伸展させ，左側屈すると左大腿後面から下腿後面にかけて放散痛がみられた．長趾屈筋の筋力低下が認められ，アキレス腱反射も減弱していた．最も考えられる神経根圧迫部位はどれか．

1. L3神経根
2. L4神経根
3. L5神経根
4. S1神経根

受傷後，体幹の伸展・左側屈で左大腿後面から下腿後面にかけての放散痛と，長趾屈筋の筋力低下，アキレス腱反射の減弱を認めていることから，S1神経根での圧迫を考える．したがって，L5/S1間椎間板ヘルニアが疑われる．徒手検査法には，SLRテストを行い，偽陽性であった場合はブラガードテストやラセーグ徴候を行う．また，画像検査ではMRIを撮影し，臨床の理学所見と一致した場合に腰椎椎間板ヘルニアと診断する．単純X線撮影は，一般的に軟部組織（椎間板の逸脱）は描出されないため，補助検査の1つに過ぎない．

【解答】4

ポイント● 急性腱板損傷の症状

予想問題 2-57 □□□

20歳の女性．大学のバスケットボール部に所属している．
本日の試合中，ロングパスを投げた際に右肩に鋭い痛みを感じた．肩関節外転運動による疼痛は60〜120°の間で認められた．右の写真で示す部位（矢印）に圧痛と陥凹も触知できた．この疾患に対する徒手検査法で誤っているのはどれか．

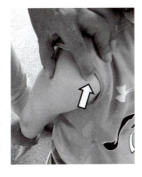

1. ドロップアームサイン（drop arm sign）
2. 棘上筋テスト
3. 前方アプリヘンジョンテスト（anterior apprehension test）
4. インピンジメントサイン（impingement sign）

発生機序（投球動作）と疼痛の所見（ペインフルアークサイン）および写真の圧痛部位（肩関節内旋位＋軽度伸展位で肩の前面に大結節に付着する棘上筋腱が触知できる）より腱板断裂を疑う．ドロップアームサイン，棘上筋テスト，インピンジメントサインは陽性となる．
3. 前方アプリヘンジョンテストは肩関節外転・外旋90°で，上腕骨頭を前方に押し出した際に脱臼感や不安感を訴えたものを陽性とし，その場合は反復性肩関節脱臼やハースショルダーを疑う．

【解答】3

ポイント● 陳旧性腱板損傷の症状

予想問題 2-58 □□□

70歳の男性．農業を営んでいる．1年前に肥料を軽トラックの荷台に乗せようとして持ち上げた際に右肩に痛みを感じた．それ以来，右肩に脱力感があり，肩の運動が困難であったという．上肢の前方挙上は最大挙上が可能であったが，側方挙上は体幹を左側屈させるような代償運動を加えても90°で制限されていた．視診においては，健側に比べて患側で肩甲棘が浮き出ているのが確認できた．この疾患の症状で正しいのはどれか．

1. 肩甲下筋の筋萎縮
2. 肩峰骨頭間距離の減少
3. 強い発赤と熱感
4. サルカスサイン（sulcus sign）陽性

年齢による退行性変性に加えて1年前に外傷性の機序があることから腱板断裂を発症し，それが陳旧化したものと考えられる．
1. 陳旧性の腱板損傷では棘上筋や棘下筋に筋萎縮がみられる．
2. 棘上筋の筋力低下があると三角筋の筋力のみで肩を外転しようとするため上腕骨頭の上昇が起こる．これにより肩峰骨頭間距離が健側に比べて減少する所見がX線像により確認できる．
3. 陳旧性の腱板損傷では強い発赤や熱感はみられない．
4. サルカスサインとは肩関節外旋位（または内旋位）で上腕を下方に牽引した際に肩峰と上腕骨頭の間に陥凹を認めるもので，動揺性肩関節（loose shoulder）や腋窩神経麻痺でみられる所見である．

【解答】2

臨床実地問題（4）

ポイント● 上腕骨外側上顆炎の症状・治療法

予想問題 2-59

30歳の女性．1カ月前から週2回の頻度でテニス教室に通いはじめた．1週間前の練習後から右肘関節外側に痛みを感じるようになった．とくにバックハンド動作でボールを打つときに痛みが強いという．感覚障害や肘関節の内反・外反ストレステストでの左右差は認められない．この疾患で誤っているのはどれか．

1. タオルを絞る動作で疼痛が増強する．
2. 中指の屈曲運動に抵抗を加えると疼痛が増強する．
3. 重い荷物を持ち上げる際は前腕を回外位にするよう指導する．
4. 前腕伸筋群に対するストレッチングは再発予防に効果的である．

発生機序（テニスによるスポーツ外傷）と疼痛の所見（バックハンド動作で肘関節外側の疼痛増強）より上腕骨外側上顆炎を疑う．

1. 日常生活において手関節の背屈動作（タオルを絞る，掃き掃除，戸の開け閉めなど）により運動痛を認める．
2. 肘関節伸展位，前腕回内位で中指の伸展運動に抵抗を加えると指伸筋に伸張ストレスが加わり，起始部である上腕骨外側上顆での疼痛が増強する（中指伸展テスト）．
3. 手関節の背屈動作により運動痛が増強するため，重量物などを持ち上げる際は前腕を回外位とし手関節を掌屈させることで上腕骨外側上顆部での疼痛の誘発を避けることができる．
4. 疼痛の軽減後に行う前腕伸筋群を中心にしたストレッチングや筋力強化トレーニングは再発の予防に効果的である．

【解答】2

ポイント● 三角線維軟骨複合体（TFCC）損傷の徒手検査法

予想問題 2-60

40歳の女性．1年前よりパートで経理事務の仕事に従事している．1週間前より毎日伝票整理に追われていたが，昨日あたりから伝票をめくっていると右の手首に痛みを感じはじめた．手関節尺側に圧痛および前腕回旋時の運動痛が認められたが，顕著な腫脹や発赤はみられなかった．この疾患に対して陽性となる徒手検査法の手技として正しいのはどれか．

1. 肘関節伸展位，前腕回内位，手関節背屈位とし，手関節掌屈方向に抵抗を加える．
2. 前腕回内位で手関節を尺屈し軸圧を加える．
3. 両側の手関節を掌屈位とし，胸の前で手背どうしを合わせてしばらくその肢位を持続する．
4. 両側の母指と示指の橈側面で紙を挟み，両側に引っ張る．

発生機序（加齢による変性＋手関節の酷使）および疼痛の所見（手関節尺側の圧痛，前腕回旋時の運動痛）より三角線維軟骨複合体（TFCC）損傷を疑う．

1. トムゼンテストの手技に該当し，陽性の場合は上腕骨外側上顆炎が疑われる．
2. TFCCストレステストの手技に該当する．
3. ファーレンテストの手技に該当し，陽性の場合は手根管症候群が疑われる．
4. フローマン徴候に該当し，陽性の場合は肘部管症候群やギヨン管症候群が疑われる．

【解答】2

ポイント● ド・ケルバン病の発生機序・症状

予想問題 2-61 □□□

35歳の女性．専業主婦．数日前から右親指を動かすと手首に痛みを伴うようになった．母指基部から手関節橈側にかけて軽度の腫脹と圧痛を認めた．
右の写真の徒手検査で陽性反応を示した．この疾患で正しいのはどれか．

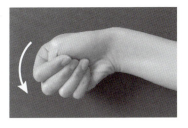

1. 背側手根区画の第2区画内で生じる狭窄性腱鞘炎である．
2. 発症にはホルモンバランスの乱れも関与する．
3. 圧痛部位に小さな結節が触知できる．
4. 母指の運動時に弾発現象を呈する．

運動痛および腫脹と圧痛の所見（母指基部～手関節橈側），さらに写真の徒手検査法（フィンケルスタインテスト）よりド・ケルバン病を疑う．

1. ド・ケルバン病とは背側手根区画の第1区画を通過する短母指伸筋腱と長母指外転筋腱が橈骨茎状突起部で発症した狭窄性腱鞘炎のことである．
2. 中高年や出産後の女性に好発することから，母指の使い過ぎなどに加えて自己免疫やホルモンバランスの乱れなども発症に関与すると考えられている．
3．4．ばね指（弾発指）ではMP関節掌側の屈筋腱に小さな結節が触知でき，それが手指の運動時に靱帯性腱鞘に引っかかることで弾発現象を引き起こす症状がみられる．

【解答】2

ポイント● 手根管症候群の症状

予想問題 2-62 □□□

45歳の女性．イラストや漫画を描く仕事に従事している．1カ月前より右手母指と示指の掌側のしびれ感および疼痛を感じるようになっ

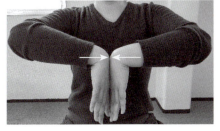

た．とくに夜間の就寝中に症状が強く，痛みにより目が覚めることもあるという．上の写真の徒手検査で陽性反応を示した．
この疾患の症状で誤っているのはどれか．

1. 狭窄性腱鞘炎を合併することもある．
2. 無意識に自ら手を振る動作が多くなる．
3. ピンチ力が低下する．
4. 涙のしずく徴候（tear drop sign）がみられる．

発生機序（中年の女性＋手をよく使う職業）と疼痛の所見（母指と示指の掌側，夜間痛）および写真の徒手検査法（ファーレンテスト）より手根管症候群を疑う．

1. 狭窄性腱鞘炎（ばね指，ド・ケルバン病），上腕骨外側上顆炎，デュピュイトラン拘縮などに併発することもある（非特異的炎症）．
2. しびれ感を軽減させるために無意識のうちに自ら手を振る動作（Flick sign）がみられる．
3. 症状が進行し母指球筋に萎縮がみられると母指の対立運動（ピンチ動作）の筋力が低下する．
4. 涙のしずく徴候（tear drop sign）は正中神経の運動枝である前骨間神経の障害でみられる症状である．

【解答】4

索 引

●●● あ ●●●
アドソンテスト	131
アレンテスト	131
安全肢位	91

●●● い ●●●
インピンジメントサイン(ニアー)	143
インピンジメントサイン(ホーキンス)	143

●●● う ●●●
ウェイターズチップポジション	133
烏口下脱臼	107
烏口突起骨折	31
烏口突起上脱臼	109
腕相撲骨折	39
運搬角	45

●●● え ●●●
エデンテスト	131
エルプ・デュシェンヌ型	133
腋窩神経絞扼障害	167
腋窩脱臼	109
円回内筋症候群	170
遠位指節間関節脱臼	121
遠位橈尺関節脱臼	117

●●● お ●●●
オーバーラッピングフィンガー	85
オールマン分類	103
オズボーンバンド	171

●●● か ●●●
ガレアジ脱臼骨折	67
下角骨折	31
下顎骨骨折	7
下垂指変形	65, 169
下垂手変形	41, 169
過外転症候群	131
臥位整復法	29
外傷性気胸	21
外傷性腕神経叢損傷	133
外反ストレステスト	151, 159
外反肘変形	49, 57

鉤爪手	171
顎関節後方脱臼	101
顎関節前方脱臼	101
顎関節側方脱臼	101
顎関節症	127
顎関節脱臼	101
顎関節内障	127
肩関節下方脱臼	109
肩関節後方脱臼	109
肩関節周囲炎	147
肩関節上方脱臼	109
肩関節前方脱臼	107
肩関節脱臼	107
関節ネズミ	151
関節円板障害(顎関節症)	127
関節窩下脱臼	109
関節包・靭帯障害(顎関節症)	127
環椎破裂型骨折	9
眼窩底破裂骨折	5
顔面骨折	5

●●● き ●●●
ギヨン管症候群	81, 173
奇異呼吸	21
基節骨基部骨折	89
基節骨骨幹部骨折	89
基節骨骨折	89
基節骨骨頭・頸部骨折	89
機能的装具固定	41
逆ベネット骨折	87
急性塑性変形	63
狭窄性腱鞘炎	161
胸郭動揺	21
胸骨骨折	19
胸鎖関節前方脱臼	103
胸鎖関節脱臼	103
胸椎骨折	15
胸椎椎体圧迫骨折	15
胸腰椎移行部椎体圧迫骨折	15
強剛母指	161
頬骨弓骨折	7
頬骨骨折	7
棘下脱臼	109

棘上筋テスト	139
近位指節間関節脱臼	121

●●● く ●●●
クランクテスト	145
クルンプケ型	133
クローズドクリック	127
グリップエンド骨折	81
屈曲整復法	63, 71

●●● け ●●●
頸椎棘突起骨折	13
頸椎骨折	9
頸椎椎間板ヘルニア	129
頸部交感神経症候群	129
頸肋症候群	131
結節下骨折	33
結節上骨折	33
楔状変形	15
月状骨骨折	81
月状骨周囲脱臼	117
月状骨脱臼	117
肩甲骨関節窩骨折	31
肩甲骨頸部骨折	31
肩甲骨骨折	31
肩甲骨体部骨折	31
肩甲上神経絞扼障害	167
肩鎖関節バンド固定	105
肩鎖関節上方脱臼	105
肩鎖関節脱臼	105
肩峰下インピンジメント症候群	31, 37, 142
肩峰下脱臼	109
肩峰骨折	31
肩峰骨頭間距離	139
肩峰-大結節間	35
腱板損傷	137

●●● こ ●●●
コーレス骨折	69
コットン・ローダー肢位	71
コッヘル法	109
ゴルフスイングでの疲労骨折	21
後外側回旋不安定性テスト	155
後骨間神経麻痺	65, 169

後縦靱帯骨化症	129	掌側傾斜角（橈骨遠位関節面）	73	前腕骨遠位端部骨折	69
後方四角腔	167	上角骨折	31	前腕骨近位端部骨折	53
骨性バンカート損傷	31, 111	上顎骨骨折	5	前腕骨骨幹部骨折	59

●●● さ ●●●

サルカスサイン	145	上腕骨遠位端部骨折	43	前腕両骨後方脱臼	113
鎖骨遠位端部骨折	25, 27	上腕骨顆上骨折	43	前腕両骨骨幹部骨折	61
鎖骨下脱臼	107	上腕骨解剖頸骨折	33	前腕両骨前方脱臼	115
鎖骨骨折	25	上腕骨外顆骨折	47	前腕両骨側方脱臼	115
坐位整復法	29	上腕骨外側上顆炎	153	前腕両骨分散脱臼	115
坐骨神経伸展テスト	135	上腕骨近位端部骨折	33		

●●● そ ●●●

猿手変形	174	上腕骨外科頸骨折	33	咀嚼筋障害（顎関節症）	127
三角骨骨折	81	上腕骨骨幹部骨折	39	相反性クリック	127
三角線維K軟骨複合体ストレステ		上腕骨骨頭骨折	33		

●●● た ●●●

スト	157	上腕骨小結節骨折	37	他動的筋伸張テスト	155
三角線維軟骨複合体損傷	157	上腕骨小頭傾斜角	45	大腿神経伸展テスト	135
		上腕骨大結節骨折	37	大菱形骨骨折	81

●●● し ●●●

		上腕骨内側上顆骨折	49	代償運動	137
シェントン線	51	上腕二頭筋長頭腱損傷	141	第三骨片	29
ショウファー骨折	75	上腕二頭筋長頭腱脱臼	37	弾発指	161
ジェファーソン骨折	9	心因性顎関節症	127		

●●● ち ●●●

ジェフェリー損傷	51, 53, 57			チェアーテスト	153
ジャクソンテスト	129	●●● す ●●●		チネル徴候	171, 173, 174
ジャス整復法	83	スキーヤー母指	159	チャンス骨折	17
ジュデ分類	55	スコップ作業者の疲労骨折	13	遅発性尺骨神経麻痺	49
示指中手指節関節脱臼	121	スタック分類	93	中指伸展テスト	153
軸椎関節突起間骨折	11	スティムソン法	109	中手骨基部骨折	87
軸椎歯突起骨折	9	ステナー損傷	159	中手骨頸部骨折	83
尺骨突き上げ症候群	73	スナッフボックス部	77	中手骨骨幹部骨折	85
尺骨肘頭骨折	53	スパーリングテスト	129	中手骨頭骨折	87
尺側傾斜角（橈骨遠位関節面）	73	スピードテスト	141	中手部骨折	83
斜角筋症候群	131	スミス骨折	69	中節骨基部骨折	91
手関節脱臼	117	スリッピング現象	145	中節骨頸部骨折	90
手根管症候群	73, 174	スワンネック変形	165	中節骨骨幹部骨折	90
手根骨脱臼	117	ズデック骨萎縮	73	中節骨骨折	90
手根中手関節脱臼	119	水平脱臼（母指中手指節関節背側		中節骨掌側板付着部裂離骨折	91
手根不安定症	79	脱臼）	119	肘関節後外側回旋不安定症	155
手根部骨折	77	垂直脱臼（母指中手指節関節背側		肘関節脱臼	113
手指骨骨折	89	脱臼）	119	肘内障	115
手内在筋優位肢位	91	鋤状変形	69	肘部管症候群	171
舟状骨結節部	77	●●● せ ●●●		長母指伸筋腱断裂	73
舟状骨骨折	77	セイヤー絆創膏固定	29		

●●● つ ●●●

習慣性脱臼	101	石灰沈着性腱板炎	147	椎体楔状圧迫骨折	11
銃剣状変形	69	前骨間神経麻痺	170	椎体破裂骨折	13, 17
掌側バートン骨折	75	前方アプリヘンジョンテスト	145	槌指	93
		前腕コンパートメント症候群	155		

●●● て ●●●

ティアドロップ骨折 11
テニス肘バンド 153
デパルマ法 111, 113
デュピュイトラン拘縮 165
定型的鎖骨骨折 25, 27

●●● と ●●●

トッシー分類 105
トムゼンテスト 153
ド・ケルバン病 161
ドロップアームサイン 139
投球肩障害 147
投球骨折 39
豆状骨骨折 81
疼痛緩和肢位 19, 27, 103
頭蓋冠骨折 3
頭蓋骨骨折 3
頭蓋底骨折 3
頭蓋底吹き抜け骨折 5
橈骨遠位端長 73
橈骨近位端部骨折 55
橈骨頸部骨折 55
橈骨骨幹部単独骨折 59
橈骨手根関節脱臼 117
橈骨頭骨折 55
橈骨頭単独脱臼 115

●●● な ●●●

内反肘変形 45
涙のしずく徴候 170

●●● に ●●●

ニアー分類 27

●●● ね ●●●

寝違え 129

●●● の ●●●

脳振盪 4

●●● は ●●●

ハンキン法 113
ハンギングキャスト法 37, 41
ハングマン骨折 11
ハンマー指 93
バートン骨折 75
バウマン角 45
バトル徴候 3

バド分類 67
バレ・リュー型 129
バンカート損傷 111
バンナー病 155
ばね指 161
背側バートン骨折 75
反射性交感神経性ジストロフィー 73
反復性肩関節脱臼 111
反復性脱臼 101

●●● ひ ●●●

ヒポクラテス法 101, 109
ヒューター三角 113
ヒューター線 43
ヒル・サックス損傷 33, 111
ピアノキーサイン 105, 117
鼻骨骨折 7
鼻軟骨骨折 7
引き抜き損傷 133
肘屈曲テスト 141, 171
肘内側側副靱帯損傷 151

●●● ふ ●●●

ファーレンテスト 174
ファットパッドサイン 43, 49
フィンケルスタインテスト 161
フォーク状変形 69
フォルクマン拘縮 45
フローゼのアーケード 169
フローマン徴候 49, 171
ブラガードテスト 135
ブラックアイ 3
プッシュ・オフ型 47
プル・オフ型 47

●●● へ ●●●

ヘバーデン結節 165
ベーラー肢位 15
ベネット骨折 87
ベネット病変 167
ペインフルアークサイン 139
変形性関節症(顎関節症) 127
変形性肩鎖関節症 29

●●● ほ ●●●

ホルネル徴候 133

ボクサー骨折 83
ボタン穴変形 165
ボルカース法 101
母指中手指節関節掌側脱臼 119
母指中手指節関節脱臼 119
母指中手指節関節背側脱臼 119
母指MP関節尺側側副靱帯損傷 159

●●● ま ●●●

マーデルング変形 163
マッソン分類 55
マレットフィンガー 93
末節骨骨幹部骨折 93
末節骨骨折 93

●●● み ●●●

ミッテルドルフ三角副子固定 37, 41

●●● も ●●●

モーリーテスト 131
モーレンハイム窩 107
モンテギア脱臼骨折 65

●●● や ●●●

ヤーガソンテスト 141
ヤコブ分類 47
屋根瓦状 22
野球肘 149

●●● ゆ ●●●

有鉤骨鉤骨折 81
有頭骨骨折 81
指交叉テスト 171

●●● よ ●●●

腰椎骨折 15
腰椎椎間板ヘルニア 135
腰椎肋骨突起骨折 17

●●● ら ●●●

ライトテスト 131
ラセーグ徴候 135
ラビン法 113

●●● り ●●●

リトルリーガー肩 147
リフトオフテスト 139
リング固定 29
離断性骨軟骨炎 151

● ● ● る ● ● ●
ルースショルダー 145
ルーステスト 131
● ● ● ろ ● ● ●
ローランド骨折 87
ロッキングフィンガー 163
肋鎖症候群 131
肋軟骨骨折 21
肋骨骨折 21
● ● ● わ ● ● ●
ワトソン・ジョーンズ絆創膏固定 105
ワトソン・ジョーンズ分類（モンテギア脱臼骨折） 65
ワトソン・ジョーンズ分類（上腕骨内側上顆骨折） 51
鷲手変形 171, 173
● ● ● 数字 ● ● ●
5P徴候 155
8字帯固定 29
90-90°整復法 83
● ● ● A ● ● ●
abduction stress test 151, 159
Adson test 131
Allen test 131
Allman分類 103
anterior apprehension test 145
ape hand変形 174
● ● ● B ● ● ●
BA 45
Bado分類 67
Bankart損傷 111
Barton骨折 75
Battle's sign 3
Baumann angle 45
Bennett骨折 87
Bennett病変 167
black eye 3
Bragard test 135
button-hole変形 165
● ● ● C ● ● ●
CA 45

carrying angle 45
chair test 153
Chance骨折 17
Chauffeur骨折 75
claw hand変形 171, 173
CM関節脱臼 119
Colles骨折 69
Cotton-Lorder肢位 71
crank test 145
cross finger test 171
● ● ● D ● ● ●
De Palma法 111, 113
de Quervain病 161
DIP関節脱臼 121
drop arm sign 139
drop finger 169
drop hand 169
Dupuytren拘縮 165
● ● ● E ● ● ●
Eden test 131
elbow flexion test 141, 171
Erb-Duchenne型 133
extension block固定法 89
● ● ● F ● ● ●
fat pad sign 43, 49
Finkelstein test 161
flail chest 21
flexion-compression fracture 19
flexion-distraction force 17
Flick sign 174
FNSテスト 135
Frohseのアーケード 169
Froment sign 49, 171
functional brace 41
● ● ● G ● ● ●
Galeazzi脱臼骨折 67
glass holding position 79, 121
Guyon管症候群 81, 173
● ● ● H ● ● ●
hangman's骨折 11
Hankin法 113

Hawkins' impingement sign 143
Heberden結節 165
Hill-Sachs損傷 33
Hippocrates法 109
Hüter三角 113
● ● ● I ● ● ●
intrinsic plus position 91
● ● ● J ● ● ●
Jackson test 129
Jakob分類 47
Jefferson骨折 9
Jeffery損傷 51, 53, 57
Judet分類 55
● ● ● K ● ● ●
Klumpke型 133
Kocher法 109
● ● ● L ● ● ●
Lasegue sign 135
lateral pivot shift test 155
Lavine法 113
lift off test 139
little leaguer's shoulder 147
loose shoulder 145
● ● ● M ● ● ●
Madelung変形 163
mallet finger 93
Mason分類 55
Middeldorpf三角副子固定 37
middle finger extension test 153
Monteggia脱臼骨折 65
Morley test 131
MP関節脱臼 119
● ● ● N ● ● ●
Neer's impingement sign 143
Neer分類 27
● ● ● O ● ● ●
OPLL 129
Osborne band 171
● ● ● P ● ● ●
painful arc sign 139
palmar tilt 73

Panner病	155	Sayre絆創膏固定法	29	tear drop sign	170
passive muscle stretching test	155	Shenton線	51	tear drop骨折	11
		skier's thumb	159	TFCCストレステスト	157
perfect Oの不整	170	SLAP損傷	145	TFCC損傷	157
Phalen test	174	slipping現象	145	Thomsen test	153
PIP関節脱臼	121	SLRテスト	135	tilting angle	45
PLRI test	155	Smith骨折	69	Tinel sign	171, 173, 174
posterolateral rotatory instability	155	snapping finger	161	Tossy分類	105
		snuff box部	77	trick motion	137
pull off型	47	Speed test	141	tripod fracture	7
push off型	47	Spurling test	129	●●● U ●●●	
●●● Q ●●●		Stack分類	93	Ulnocarpal stress test	157
quadri-lateral space	167	Stener損傷	159	U字副子固定	41
●●● R ●●●		Stimson法	109	●●● V ●●●	
radial inclination	73	sulcus sign	145	Volkmann拘縮	45
radial length	73	superior labrum anterior and posterior損傷	145	●●● W ●●●	
Roland骨折	87			Watson-Jones絆創膏固定	105
Roos test	131	supraspinatus test	139	Wright test	131
RSD	73	swan-neck変形	165	●●● Y ●●●	
●●● S ●●●		●●● T ●●●		Yergason test	141
safe position	91	TA	45		

【監修者略歴】

小林　直行
- 2006年　関東学園大学スポーツセンター
- 2009年　博士（スポーツ医学）（筑波大学大学院人間総合科学研究科）
- 2009年　筑波大学大学院人間総合科学研究科客員研究員
- 2010年　帝京平成大学地域医療学部講師
- 2013年　上武大学ビジネス情報学部准教授
- 2017年　柏レイソル

【執筆者略歴】

西川　彰
- 2011年　修士（健康科学）（畿央大学大学院健康科学研究科）
- 2011年　帝京平成大学地域医療学部助教
- 2014年　上武大学ビジネス情報学部講師
　　　　　同上，医学生理学研究所講師
- 2016年　上武大学スポーツメディカルサポートセンター

絶対出る！　柔道整復師国家試験重要問題
柔道整復学　上肢・体幹編　　　ISBN978-4-263-24081-6

2018年10月5日　第1版第1刷発行

監修者　小　林　直　行
発行者　白　石　泰　夫
発行所　医歯薬出版株式会社

〒113-8612　東京都文京区本駒込1-7-10
TEL.（03）5395-7641（編集）・7616（販売）
FAX.（03）5395-7624（編集）・8563（販売）
https://www.ishiyaku.co.jp/
郵便振替番号 00190-5-13816

乱丁，落丁の際はお取り替えいたします　　印刷・あづま堂印刷／製本・明光社

© Ishiyaku Publishers, Inc., 2018. Printed in Japan

本書の複製権・翻訳権・翻案権・上映権・譲渡権・貸与権・公衆送信権（送信可能化権を含む）・口述権は，医歯薬出版（株）が保有します．
本書を無断で複製する行為（コピー，スキャン，デジタルデータ化など）は，「私的使用のための複製」などの著作権法上の限られた例外を除き禁じられています．また私的使用に該当する場合であっても，請負業者等の第三者に依頼し上記の行為を行うことは違法となります．

JCOPY ＜出版者著作権管理機構　委託出版物＞
本書をコピーやスキャン等により複製される場合は，そのつど事前に出版者著作権管理機構（電話 03-3513-6969，FAX 03-3513-6979，e-mail：info@jcopy.or.jp）の許諾を得てください．

柔道整復師国家試験に向けた実力を短期間で養成できる決定版！
国試の重要ポイントが簡潔にわかり，予想問題を解くことでみるみる力が身につく！

絶対出る！ 柔道整復師国家試験重要問題
柔道整復学 上肢・体幹編

◆小林直行（柏レイソル）監修
　西川　彰（上武大学ビジネス情報学部）ほか著
◆B5判　194頁　定価(本体3,200円+税)
　ISBN978-4-263-24081-6

◆おもな目次

Ⅰ　骨折
　頭部・顔面／脊椎／
　胸郭／上肢帯／上肢
Ⅱ　脱臼
　頭部・脊椎／上肢
Ⅲ　軟部組織損傷
　頭部・脊椎／上肢

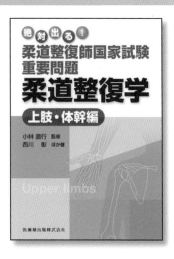

絶対出る！ 柔道整復師国家試験重要問題
柔道整復学 下肢・総論編

◆小林直行（柏レイソル）監修
　伊藤　新（上武大学ビジネス情報学部）ほか著
◆B5判　200頁　定価(本体3,200円+税)
　ISBN978-4-263-24082-3

◆おもな目次

Ⅰ　骨折
　下肢帯／下肢
Ⅱ　脱臼
　下肢
Ⅲ　軟部組織損傷
　下肢
Ⅳ　総論
　骨の損傷（骨折）
　関節の損傷（捻挫，脱臼）
　筋・腱の損傷
　末梢神経の損傷
　診察，治療法

医歯薬出版株式会社　〒113-8612 東京都文京区本駒込1-7-10　TEL03-5395-7610　FAX03-5395-7611　https://www.ishiyaku.co.jp/